江苏省慢性病及其危险因素综合监测报告

=== (2018—2019) ===

主　编：朱宝立　周金意
副主编：苏　健　张永青　万亚男

东南大学出版社
·南京·

图书在版编目（CIP）数据

江苏省慢性病及其危险因素综合监测报告：2018—2019/朱宝立，周金意主编．—南京：东南大学出版社，2023.11

ISBN 978-7-5766-0827-4

Ⅰ．①江… Ⅱ．①朱…②周… Ⅲ．①慢性病–卫生监测–研究报告–江苏–2018-2019 Ⅳ．①R4

中国国家版本馆CIP数据核字（2023）第142024号

责任编辑：郭吉　责任校对：张万莹　封面设计：余武莉　责任印制：周荣虎

江苏省慢性病及其危险因素综合监测报告（2018—2019）
Jiangsu Sheng Manxingbing Ji Qi Weixian Yinsu Zonghe Jiance Baogao (2018—2019)

主　　编：	朱宝立　周金意
出版发行：	东南大学出版社
出 版 人：	白云飞
社　　址：	南京四牌楼2号　邮编：210096　电话：025—83793330
网　　址：	http://www.seupress.com
电子邮件：	press@seupress.com
经　　销：	全国各地新华书店
印　　刷：	江苏凤凰盐城印刷有限公司
开　　本：	787 mm × 1092 mm　1/16
印　　张：	15.25
字　　数：	400千字
版　　次：	2023年11月第1版
印　　次：	2023年11月第1次印刷
书　　号：	ISBN 978-7-5766-0827-4
定　　价：	198.00元

本社图书若有印装质量问题，请直接与营销部调换。电话（传真）：025-83791830

编委会

主　编： 朱宝立　周金意

副主编： 苏　健　张永青　万亚男

编委（以姓氏笔画排名）

冯圆圆　朱　政　朱方瑜　杜文聪　陈路路　吴　泂
林　萍　罗鹏飞　范习康　姜碧佳　俞　浩　陶　然
崔　岚　韩仁强　覃　玉　缪伟刚　潘晓群

前言
Preface

随着人口老龄化、生态环境和生活方式的改变，以心脑血管疾病、癌症、糖尿病、慢性呼吸系统疾病和骨质疏松症等为代表的慢性非传染性疾病（简称"慢性病"）已成为影响江苏省居民健康和社会经济发展的重大公共卫生问题。开展慢性病及其危险因素监测，动态掌握全省慢性病及其危险因素的流行现状和变化趋势，科学制定和完善慢性病预防控制策略和措施已经成为当务之急。

为了全面掌握不同地区居民慢性病及其危险因素的现状和流行趋势，江苏省于 2007 年建立了覆盖全省 13 个设区市的慢性病及其危险因素监测系统，并于 2007 年、2010 年、2013 年和 2015 年开展监测工作。2018 年，在江苏省卫计委的领导下、中国疾控中心慢病中心的指导下，江苏省疾控中心牵头在慢性病及其危险因素监测系统的 14 个监测点中完成了第五次全省慢性病及其危险因素监测工作。

本次监测延续既往监测所采用的询问调查、身体测量和实验室检测三部分调查内容设计。其中，询问调查内容包括慢性病主要影响因素（吸烟、饮酒、饮食和身体活动等）、主要慢性病（高血压、糖尿病和血脂异常等）患病及控制情况、自报健康状况等；身体测量内容包括身高、体重、腰围、血压和心率等；实验室检测内容包括空腹血糖、口服 75 g 无水葡萄糖后 2 小时血糖、血脂、糖化血红蛋白等。

与此同时，2018 年，在国家财政和省财政经费的支持下，江苏省首次开展骨质疏松症流行病学调查。本次调查选取 6 个县（市、区）作为调查点，对 40 岁及以上常住居民进行调查，内容包括问卷调查、身体测量和骨密度测量，其中骨密度测量采用国际公认的"金标准"双能 X 线吸收法（DXA）测量腰椎正位、股骨颈和全髋骨密度。

根据《中国居民慢性病与营养监测工作方案（试行）》要求，江苏省疾控中心于 2019 年组织开展全省第二次慢性阻塞性肺疾病（简称"慢阻肺"）监测工作。本次监测工作继续在 6 个县（市、区）中开展，与 2014 年首次监测范围保持一致。全部调查对象均参与询问调查和身体测量。除存在肺功能检查禁忌证的对象外，其余对象均进行肺功能测试，包括基础肺功能测试、支气管舒张试验和舒张试验后肺功能测试。对支气管舒张试验后肺功能测试结果提示可能存在气道阻塞的调查对象进行胸部影像学检查。

2018—2019 年组织开展的三项慢性病防控领域监测获得了大量的数据和信息，本报告包括三个部分，其中，第一部分主要针对吸烟、饮酒、不合理膳食、身体活动不足等行为危险因素，以及超重肥胖、高血压、糖尿病、血脂异常等主要慢性病流行状况进行分析；第二部分对骨质疏松症患病、骨量低下发生情况、骨质疏松症相关症状、危险因素分布以及知识知晓等进行报告；第三部分对慢阻肺的患病情况、肺功能的检查情况以及慢阻肺相关危险因素分布和疾病知晓情况进行分析。

上述三项慢性病监测工作均得到了省、市、县（区）各级卫生行政部门的大力支持，中国疾控中心慢病中心的悉心指导，13 个设区市疾控中心、26 个监测点的疾控中心、基层医疗机构和综合医院的工作人员积极参与调查工作，省级工作组各位专家给予了全方位的指导和帮助，在此对大家的鼎力支持和辛勤付出表示衷心的感谢！

由于编者水平有限，本报告如有不足之处，敬请各位读者批评指正。

编者

2023 年 3 月

目 录
Contents

第一部分　江苏省慢性病及其危险因素监测
　　一、调查基本情况 ······ 001
　　二、主要结果 ······ 002

第一章　概述 ······ 008
　　一、背景 ······ 008
　　二、监测目的 ······ 008
　　三、监测对象、内容与方法 ······ 009
　　四、抽样设计 ······ 010
　　五、统计分析方法 ······ 011
　　六、质量控制 ······ 012

第二章　一般情况 ······ 015
　　一、调查对象性别、年龄、地区分布 ······ 015
　　二、调查对象文化程度分布 ······ 016
　　三、调查对象家庭收入分布 ······ 016
　　四、调查对象职业分布 ······ 017

第三章　吸烟情况 ······ 019
　　一、相关指标定义 ······ 019
　　二、吸烟情况 ······ 019
　　三、戒烟情况 ······ 029
　　四、二手烟暴露率 ······ 035
　　五、电子烟知晓率 ······ 038
　　六、本章小结 ······ 040

第四章　饮酒情况 ······ 041
　　一、相关指标定义 ······ 041
　　二、饮酒率 ······ 041
　　三、日均酒精摄入量 ······ 046
　　四、危险饮酒率 ······ 049
　　五、有害饮酒率 ······ 051

六、一次性大量饮酒率 ······ 054
　　七、本章小结 ······ 056

第五章　膳食情况 ······ 058
　　一、相关指标定义 ······ 058
　　二、蔬菜、水果摄入 ······ 058
　　三、红肉摄入 ······ 066
　　四、本章小结 ······ 070

第六章　身体活动 ······ 071
　　一、相关定义 ······ 071
　　二、身体活动情况 ······ 072
　　三、业余锻炼情况 ······ 075
　　四、静态行为 ······ 080
　　五、睡眠情况 ······ 086
　　六、本章小结 ······ 091

第七章　超重肥胖 ······ 093
　　一、相关指标定义 ······ 093
　　二、平均 BMI ······ 093
　　三、BMI 分布 ······ 095
　　四、超重率 ······ 097
　　五、肥胖率 ······ 100
　　六、平均腰围 ······ 102
　　七、中心型肥胖率 ······ 104
　　八、本章小结 ······ 106

第八章　血压情况 ······ 108
　　一、相关指标定义 ······ 108
　　二、血压平均水平 ······ 108
　　三、3 个月内血压检测率情况 ······ 112
　　四、高血压患病情况 ······ 115
　　五、高血压知晓情况 ······ 117
　　六、高血压治疗情况 ······ 119
　　七、高血压控制情况 ······ 122
　　八、高血压管理情况 ······ 125
　　九、本章小结 ······ 127

第九章　血糖情况 ······ 129
　　一、相关指标定义 ······ 129
　　二、血糖平均水平 ······ 130
　　三、血糖检测情况 ······ 134
　　四、糖尿病前期情况 ······ 136

五、糖尿病患病情况 ··· 141
　　六、糖尿病知晓情况 ··· 143
　　七、糖尿病治疗情况 ··· 145
　　八、糖尿病控制情况 ··· 148
　　九、糖尿病管理情况 ··· 151
　　十、本章小结 ··· 153

第十章　血脂情况 ··· 155
　　一、相关指标定义 ·· 155
　　二、血脂检测情况 ·· 156
　　三、血脂异常水平 ·· 158
　　四、血脂异常患病情况 ··· 166
　　五、血脂异常知晓情况 ··· 176
　　六、血脂异常治疗情况 ··· 178
　　七、血脂异常控制情况 ··· 180
　　八、本章小结 ··· 182

第十一章　主要发现和建议 ··· 183
　　一、主要发现 ··· 183
　　二、建议 ·· 185

第二部分　江苏省骨质疏松症流行病学调查

　　一、调查基本情况 ·· 188
　　二、主要结果 ··· 189

第十二章　概述 ·· 191
　　一、背景 ·· 191
　　二、监测目的 ··· 192
　　三、监测对象、内容与方法 ··· 192
　　四、抽样设计 ··· 193
　　五、统计分析方法 ·· 194
　　六、质量控制 ··· 196

第十三章　主要结果 ··· 197
　　第一节　调查对象基本情况 ··· 197
　　第二节　骨健康情况 ··· 198
　　一、相关指标定义 ·· 198
　　二、骨健康情况 ··· 198
　　第三节　骨质疏松症相关危险因素 ··· 200
　　一、相关指标定义 ·· 200
　　二、奶制品摄入不足情况 ·· 200
　　三、身高减少情况 ·· 201

| 第四节　骨质疏松症知晓与检测情况 …………………………………………… 202
| 　　一、相关指标定义 …………………………………………………………… 202
| 　　二、骨质疏松症名称知晓情况 ……………………………………………… 202
| 　　三、骨密度检测情况 ………………………………………………………… 203
| **第十四章　主要发现与建议** ……………………………………………………… **204**
| 　　一、主要发现 ………………………………………………………………… 204
| 　　二、建议 ……………………………………………………………………… 205

第三部分　江苏省居民慢性阻塞性肺疾病监测

　　一、监测基本情况 …………………………………………………………… 206
　　二、主要结果 ………………………………………………………………… 207

第十五章　概述 …………………………………………………………………… **210**
　　一、背景 ……………………………………………………………………… 210
　　二、监测目的 ………………………………………………………………… 210
　　三、监测对象、内容与方法 ………………………………………………… 211
　　四、抽样设计 ………………………………………………………………… 212
　　五、统计分析方法 …………………………………………………………… 213
　　六、质量控制 ………………………………………………………………… 214

第十六章　主要结果 ……………………………………………………………… **216**
　　第一节　调查对象基本情况 ………………………………………………… 216
　　第二节　慢阻肺患病情况 …………………………………………………… 217
　　　　一、相关指标定义 ……………………………………………………… 217
　　　　二、慢阻肺患病情况 …………………………………………………… 217
　　　　三、慢阻肺患者气流受限程度分级 …………………………………… 217
　　第三节　慢阻肺相关危险因素 ……………………………………………… 219
　　　　一、相关指标定义 ……………………………………………………… 219
　　　　二、吸烟及二手烟暴露情况 …………………………………………… 219
　　　　三、职业粉尘和/或有害气体暴露及防护情况 ………………………… 222
　　　　四、家庭烹饪污染燃料使用情况 ……………………………………… 224
　　第四节　慢阻肺知晓与肺功能检查情况 …………………………………… 225
　　　　一、相关指标定义 ……………………………………………………… 225
　　　　二、慢阻肺知晓情况 …………………………………………………… 225
　　　　三、肺功能检查情况 …………………………………………………… 226

第十七章　主要发现与建议 ……………………………………………………… **228**
　　一、主要发现 ………………………………………………………………… 228
　　二、建议 ……………………………………………………………………… 230

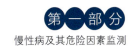

第一部分　江苏省慢性病及其危险因素监测

摘要

一、调查基本情况

根据江苏省卫生计生委办公室印发的《江苏省居民慢性病与营养监测工作实施方案》（苏卫办疾控〔2014〕12号）有关要求，在江苏省卫生计生委的领导下、中国疾病预防控制中心（以下简称中国疾控中心）慢病中心的指导下，江苏省疾病预防控制中心（以下简称江苏省疾控中心）于2018年组织开展了江苏省成人慢性病及其危险因素监测工作。

2018年江苏省成人慢性病及其危险因素监测覆盖全省13个设区市，包括南京市秦淮区、无锡市梁溪区、徐州市云龙区、常州市武进区、苏州市吴中区、张家港市、如皋市、东海县、金湖县、响水县、扬州市邗江区、镇江市京口区、泰州市姜堰区和沭阳县，共计14个监测点，监测结果具有省级代表性。调查对象为调查前12个月内在监测点区域内居住至少6个月，年满18岁的居民。采用多阶段整群随机抽样方法，在每个监测点随机抽取3个乡镇（街道），每个乡镇（街道）随机抽取2个行政村（居委会），每个行政村（居委会）随机抽取1个村民（居民）小组，每个村民（居民）小组抽取45户居民户。将抽中的居民户中所有符合调查入选条件的18岁及以上常住居民作为调查对象。每个监测点至少调查600人，全省合计至少8 400人，实际调查8 587人。经数据清理后，最终纳入分析的有效样本数为8 577人，用于分析全省18岁及以上成人慢性病流行现况及危险因素分布特征。

本次监测采用集中调查和入户调查相结合的方式收集信息。监测内容包括询问调查、身体测量和实验室检测三部分。询问调查主要包括家庭问卷和个人问卷，由经过统一培训的调查员以面对面询问的方式进行调查。家庭问卷包括家庭成员基本情况、家庭经济状况、燃料状况和饮食状况等内容。个人问卷包括个人基本信息、吸烟、饮酒、饮食习惯、身体活动状况，以及主要慢性病的患病、治疗与控制情况等。身体测量包括身高、体重、腰围、血压和心率等。实验室血样检测包括空腹血糖、服糖后2小时血糖、糖化血红蛋白、总胆固醇、甘油三酯、高密度脂蛋白胆固醇和低密度脂蛋白胆固醇等。尿样检测项目包括尿肌酐、尿微量白蛋白、尿钠和尿钾等。血糖检测由监测点经考核合格的实验室完成。血清和尿液样品在调查现场进行分装，然后通过冷链运输至具备相关资质且考核合格的医学检验机构进行统一检测其余生化指标。

为确保调查质量，建立了省、市和监测点三级质量控制体系，制定了覆盖各个环节的质量控制方案。培训由具有多年监测工作经验的省级师资对监测点技术负责人、问卷调查员、身体测量员、实验室检测员和数据管理员等各类监测相关工作人员进行统一培训，参训学员考核合格后方能参加现场调查工作。在全省第一个监测点启动现场调查时，江苏省疾控中心组织其他监测点的技术骨干进行观摩学习。在现场调查期间，省级监测工作组派出省级和地市级专家联合到每个监测点进行技术指导和督查，随机抽取不少于5名调查对象复测身高、体重、腰围和血压，复核一致率超过95%。省级监测工作组还从每个监测点随机抽取10%的问卷进行远程录音核查，对发现的问题及时进行反馈和纠正。

为保证血糖检测的质量和准确性，所有监测点实验室在开展现场调查前均通过了血糖检测实验室性能验证，并在血糖检测过程中按要求进行每日质控。医学检验机构在检测前也通过了实验室性能验证，并在样本检测过程中严格按规定进行每日质控。所有质控结果均通过信息收集与管理平台上报至省级监测工作组。

二、主要结果

（一）监测人群一般情况

2018年江苏省慢性病及其危险因素监测共完成调查8 587人，经数据清理，最终纳入分析的18岁及以上有效样本数为8 577人，其中男性3 814人，占44.5%，女性4 763人，占55.5%；18—44岁年龄组1 644人，占19.2%，45—59岁年龄组3 080人，占35.9%，60岁及以上年龄组3 853人，占44.9%；城市5 329人，占62.1%，农村3 248人，占37.9%。

（二）主要行为危险因素流行情况

1. 吸烟

2018年江苏省18岁及以上居民现在吸烟率为24.1%，男性（47.7%）明显高于女性（0.9%），45—59岁年龄组（27.8%）高于18—44岁年龄组（22.8%）和60岁及以上年龄组（23.1%），农村（25.3%）高于城市（23.4%）。18岁及以上居民现在每日吸烟率为21.4%，男性（42.4%）明显高于女性（0.8%），45—59岁年龄组（25.0%）高于18—44岁年龄组（19.9%）和60岁及以上年龄组（20.8%），农村（22.5%）高于城市（20.7%）。现在每日吸烟者开始每日吸烟年龄平均为21.6岁，男性（21.4岁）早于女性（32.6岁），城市（21.4岁）略早于农村（21.9岁），越年轻的现在每日吸烟者平均开始每日吸烟年龄越早。现在吸烟者日均吸烟量为13.8支，男性（13.9支）明显多于女性（7.7支），45—59岁年龄组（16.8支）多于18—44岁年龄组（11.7支）和60岁及以上年龄组（14.7支），农村（14.7支）多于城市（13.1支）。

2018年江苏省18岁及以上吸烟者戒烟率为19.2%，男性（19.0%）低于女性（27.2%），60岁及以上年龄组（36.1%）高于18—44岁年龄组（12.8%）和45—59岁年龄组（18.8%）。吸烟者成功戒烟率为11.2%，男性（11.1%）低于女性（14.7%），随着年龄增长，成功戒烟率逐渐升高，城市（12.2%）高于农村（9.8%）。吸烟者复吸率为40.4%，男性（40.4%）高于女性（38.2%），60岁及以上年龄组（41.6%）略高于18—44岁年龄组（40.4%）和45—59岁年龄组（39.4%），城市（40.8%）略高于农村（39.7%）。

2018年江苏省18岁及以上非吸烟者二手烟暴露率为58.8%，男性（63.5%）高于女性（56.8%），随着年龄增长，非吸烟者二手烟暴露率逐渐降低，城市（59.3%）略高于农村（58.1%）。

2. 饮酒

2018年江苏省18岁及以上居民30天内饮酒率和12个月内饮酒率分别为32.3%和43.5%。30天内饮酒率男性（54.3%）高于女性（10.5%），45—59岁年龄组（36.7%）高于18—44岁年龄组（30.7%）和60岁及以上年龄组（30.7%），城乡基本持平。12个月内饮酒率男性（67.8%）高于女性（19.5%），45—59岁年龄组（47.0%）高于18—44岁年龄组（43.2%）和60岁及以上年龄组（39.5%），城市（44.4%）高于农村（42.1%）。

2018年江苏省18岁及以上饮酒者日均酒精摄入量为21.1 g，男性（27.4 g）高于女性（3.2 g），随着年龄增长，饮酒者日均酒精摄入量逐渐增加，农村（27.0 g）高于城市（17.2 g）。

2018年江苏省18岁及以上饮酒者危险饮酒率为7.5%，男性（8.7%）高于女性（3.5%），随着年龄增长，饮酒者危险饮酒率逐渐升高，农村（10.1%）高于城市（5.9%）。饮酒者有害饮酒率为10.4%，男性（13.0%）明显高于女性（1.3%），随着年龄增长，饮酒者有害饮酒率逐渐升高，农村（14.8%）高于城市（7.6%）。饮酒者一次性大量饮酒率为36.4%，男性（45.0%）明显高于女性（7.0%），18—44岁年龄组、45—59岁年龄组和60岁及以上年龄组分别为38.2%、39.2%和26.6%，城市和农村差异不大。

3. 膳食

2018年江苏省18岁及以上居民日均新鲜蔬菜摄入量为358.9 g，新鲜水果摄入量为118.9 g。蔬菜、水果摄入不足率为43.3%，男性（44.5%）高于女性（42.0%），60岁及以上年龄组（47.7%）高于18—44岁年龄组（43.1%）和45—59岁年龄组（40.3%），农村（50.8%）高于城市（38.4%）。

2018年江苏省18岁及以上居民日均红肉摄入量为91.8 g。红肉摄入过多率为36.4%，男性（47.1%）明显高于女性（25.8%），随着年龄增长，红肉摄入过多率逐渐降低，城市（45.5%）明显高于农村（22.3%）。

4. 身体活动

2018年江苏省18岁及以上居民身体活动不足率为23.9%，男性（25.8%）高于女性（22.0%），18—44岁年龄组最高（26.3%），60岁及以上年龄组次之（23.0%），45—59岁年龄组最低（19.5%），农村（26.0%）高于城市（22.5%）。

2018年江苏省18岁及以上居民经常锻炼率为22.3%，男性（26.0%）高于女性（18.6%），随着年龄增长，经常锻炼率逐渐降低，城市（28.2%）高于农村（13.3%）。

2018年江苏省18岁及以上居民从不锻炼率为70.4%，女性（74.9%）高于男性（65.9%），随着年龄增长，从不锻炼率逐渐升高，农村（81.8%）高于城市（63.0%）。

2018年江苏省18岁及以上居民日均总静态行为时间为4.9小时，男性和女性基本持平，18—44岁年龄组（5.9小时）高于45—59岁年龄组（3.8小时）和60岁及以上年龄组（3.6小时），城市（5.5小时）多于农村（4.0小时）。

2018年江苏省18岁及以上居民日均业余静态行为时间为3.3小时，男性和女性差别不大，随着年龄增长，日均业余静态行为时间逐渐减少，城市（3.8小时）多于农村（2.5小时）。

2018年江苏省18岁及以上居民日均屏幕时间为3.1小时，男性和女性基本持平，随着年龄增长，日均屏幕时间逐渐减少，城市（3.6小时）多于农村（2.4小时）。

2018年江苏省18岁及以上居民日均睡眠时间为7.5小时，不同性别、年龄及城乡居民睡眠时间差异不大。失眠率为49.3%，女性（54.4%）高于男性（44.1%），随着年龄增长，失眠率逐渐增加，60岁及以上年龄组为72.4%，农村（58.5%）高于城市（43.3%）。

（三）主要慢性病患病情况

1. 超重肥胖

2018年江苏省18岁及以上居民超重率为35.7%，男性（38.1%）高于女性（33.3%），45—59岁年龄组（42.7%）高于18—44岁年龄组（30.6%）和60岁及以上年龄组（40.1%），农村（38.9%）高于城市（33.5%）。

2018年江苏省18岁及以上居民肥胖率为17.2%，男性（20.2%）高于女性（14.2%），45—59岁年龄组（19.8%）高于18—44岁年龄组（16.5%）和60岁及以上年龄组（15.6%），农村（19.7%）高于城市（15.5%）。

2018年江苏省18岁及以上居民中心型肥胖率为39.4%，男性（43.1%）高于女性（35.9%），18—44岁年龄组、45—59岁年龄组和60岁及以上年龄组中心型肥胖率分别为30.9%、49.6%和49.1%，农村（45.9%）高于城市（35.1%）。

2. 高血压

2018年江苏省18岁及以上居民高血压患病率为32.3%，男性（37.1%）高于女性（27.6%），随着年龄增长，高血压患病率呈上升趋势，农村（34.8%）高于城市（30.6%）。

2018年江苏省18岁及以上居民高血压知晓率为53.2%，女性（59.2%）高于男性（48.7%），随着年龄增长，高血压知晓率呈上升趋势，城市（54.0%）高于农村（52.3%）。

2018年江苏省18岁及以上居民高血压治疗率为45.7%，女性（52.5%）高于男性（40.5%），随着年龄增长，高血压治疗率呈上升趋势，城市（48.8%）高于农村（41.6%）。

2018年江苏省18岁及以上居民高血压控制率为19.6%，女性（22.6%）高于男性（17.3%），18—44岁年龄组、45—59岁年龄组和60岁及以上年龄组高血压控制率分别为11.8%、22.4%和22.4%，城市（22.4%）高于农村（15.9%）。

2018年江苏省35岁及以上高血压患者健康管理率为60.6%，男性和女性差异不大，随着年龄增长，高血压健康管理率逐渐上升，农村（65.0%）高于城市（57.3%）。

2018年江苏省35岁及以上高血压患者规范管理率为50.1%，女性（53.6%）高于男性（47.1%），随着年龄增长，高血压规范管理率逐渐上升，城市（52.8%）高于农村（46.8%）。

3. 糖尿病

2018年江苏省18岁及以上居民糖尿病患病率为15.0%，男性（15.8%）高于女性（14.2%），随着年龄增长，糖尿病患病率逐渐上升，60岁及以上年龄组为28.5%，农村（16.4%）高于城市（14.1%）。

2018年江苏省18岁及以上居民糖尿病前期患病率为23.5%，男性（25.6%）高于女性（21.4%），随着年龄增长，糖尿病前期患病率逐渐上升，60岁及以上年龄组为32.7%，农村（28.0%）高于城市（20.4%）。

2018年江苏省18岁及以上居民糖尿病知晓率为37.8%，女性（42.9%）高于男性（33.2%），随着年龄增长，糖尿病知晓率呈上升趋势，农村（39.5%）高于城市（36.5%）。

2018年江苏省18岁及以上居民糖尿病治疗率为33.8%，女性（38.8%）高于男性（29.2%），随着年龄增长，糖尿病治疗率呈上升趋势，农村和城市差异不大。

2018年江苏省18岁及以上居民糖尿病控制率为28.9%，女性（34.8%）高于男性（23.5%），随着年龄增长，糖尿病控制率逐渐上升，60岁及以上年龄组为35.1%，城市（29.7%）高于农村（27.9%）。

2018年江苏省35岁及以上糖尿病患者健康管理率为56.2%，女性（60.0%）高于男性（52.2%），35—44岁年龄组、45—59岁年龄组和60岁及以上年龄组糖尿病患者健康管理率分别为60.5%、50.3%和60.1%，农村（61.9%）高于城市（52.0%）。

2018年江苏省35岁及以上糖尿病患者规范管理率为49.3%，男性（52.4%）高于女性（46.7%），35—44岁年龄组、45—59岁年龄组和60岁及以上年龄组糖尿病患者规范管理率分别为33.5%、51.5%和51.5%，城市（52.9%）高于农村（45.1%）。

4. 血脂异常

2018年江苏省18岁及以上居民1年内血脂检测率为40.1%，男性（41.7%）略高于女性（38.5%），随着年龄增长，1年内血脂检测率呈上升趋势，60岁及以上年龄组为55.1%，城市（44.9%）高于农村（33.0%）。

2018年江苏省18岁及以上居民高胆固醇血症患病率为5.8%，高甘油三酯血症患病率为19.7%，高低密度脂蛋白胆固醇血症患病率为5.8%，低高密度脂蛋白胆固醇血症患病率为21.3%。

2018年江苏省18岁及以上居民血脂异常患病率为37.9%，男性（47.8%）高于女性（28.3%），45—59岁年龄组（43.1%）高于18—44岁年龄组（35.4%）和60岁及以上年龄组（37.7%），城乡基本持平。

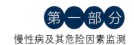

2018年江苏省18岁及以上居民血脂异常知晓率为23.9%，女性（26.2%）高于男性（22.5%），随着年龄增长，血脂异常知晓率呈上升趋势，城市（26.9%）高于农村（19.6%）。

2018年江苏省18岁及以上居民血脂异常治疗率为12.3%，女性（13.4%）高于男性（11.6%），随着年龄增长，血脂异常治疗率呈上升趋势，城市（14.0%）高于农村（9.7%）。

2018年江苏省18岁及以上居民血脂异常控制率为9.2%，女性（13.4%）高于男性（6.7%），随着年龄增长，血脂异常控制率呈上升趋势，但城乡差异不大。

第一章 概述

一、背景

随着我国人口老龄化和居民生活方式的改变，以心脑血管疾病、恶性肿瘤、慢性呼吸系统疾病和糖尿病等为主的慢性病已成为影响我国居民健康的重要因素，使社会经济发展面临严峻的挑战。开展慢性病及其危险因素监测，建立慢性病及其危险因素监测体系，动态掌握慢性病危险因素、主要慢性病流行现状和变化趋势，科学制定和评价慢性病预防控制策略和措施，是实现"健康中国"和"健康江苏"目标的必要保障之一。

在国家和省级卫生行政部门领导下，在中国疾控中心的指导下，江苏省从 2004 年起组织实施了针对江苏省成年常住居民的慢性病及其危险因素监测，2007 年建立覆盖全省 13 个设区市的江苏省成人慢性病及其危险因素监测网络，共计 14 个监测点，并于 2007 年、2010 年和 2013 年开展监测工作。2015 年，国家将原有的慢性病及其危险因素监测和居民营养与健康状况监测两项工作整合，江苏省也对部分监测点进行调整，形成包括南京市秦淮区、无锡市梁溪区、徐州市云龙区、常州市武进区、苏州市吴中区、张家港市、如皋市、东海县、金湖县、响水县、扬州市邗江区、镇江市京口区、泰州市姜堰区和沭阳县在内的监测体系，并于同年开展了现场调查。

2018 年，为贯彻落实《"健康江苏 2030"规划纲要》和《江苏省慢性病防治中长期规划（2018—2025 年）》，长期、连续、系统地收集和分析居民慢性病及其影响因素信息，为修订和完善慢性病防控策略和措施，评价防控效果，在江苏省卫生计生委（现为卫生健康委员会）的领导下、中国疾控中心慢病中心的指导下，江苏省疾控中心于 2018 年在 14 个监测点组织开展了江苏省成人慢性病及其危险因素监测工作，共调查超过 8 500 名 18 岁及以上城乡居民。监测内容包括询问调查、身体测量和实验室检测。

二、监测目的

掌握江苏省成人主要慢性病及其危险因素的流行现状及变化趋势；建立相关数据共享

平台与机制，加强数据分析与利用，发布权威信息，为政府制定慢性病防控策略和措施及评估防控效果提供科学依据；优化各级疾控机构工作资源，建立一支业务素质高、技术能力强的监测队伍。

三、监测对象、内容与方法

（一）监测对象

调查前 12 个月内在监测点地区累计居住 6 个月及以上且年龄 ≥ 18 岁的居民，但不包括居住在功能区中的居民，例如工棚、军队、学生宿舍、养老院。孕妇、认知障碍、严重疾病行动不便或残障居民也不纳入调查。

（二）监测内容和方法

监测内容包括询问调查、身体测量和实验室检测三部分。

（1）询问调查：询问调查主要包括家庭问卷和个人问卷，由经过统一培训的调查员以面对面询问的方式采集信息。家庭问卷包括家庭成员基本情况、家庭经济状况、燃料状况和饮食状况等内容。个人问卷包括个人基本信息、吸烟、饮酒、饮食习惯、身体活动状况，以及主要慢性病的患病、治疗与控制情况等。

（2）身体测量：由调查员采用标准方法集中进行身体测量。测量所有调查对象的身高、体重、腰围和血压。身高测量采用金属立柱式身高计（TZG 型），精确到 0.1 cm，量程为 2.0 m。体重测量采用电子体重秤（双杰 TC-200 K），精确到 0.1 kg，量程为 150 kg。腰围测量采用火炬型腰围尺，精确到 0.1 cm，量程为 1.5 m。血压测量采用电子血压计（欧姆龙 HBP-1300 型），统一测量左上臂，共测 3 次，每次间隔 1 分钟，测量值精确到 1 mmHg。全省 14 个监测点采用统一品牌和型号的测量仪器进行测量，所有测量仪器均符合国家计量认证要求。测量方法均符合《人群健康监测人体测量方法》（WS/T 424—2013）标准要求。

（3）实验室检测：采集所有调查对象的空腹静脉血 10 ml，检测空腹血糖、糖化血红蛋白、总胆固醇、甘油三酯、高密度脂蛋白胆固醇、低密度脂蛋白胆固醇等。无糖尿病史的调查对象口服 75 g 无水葡萄糖，采集服糖后 2 小时静脉血 2 ml，检测服糖后 2 小时血糖。采集所有调查对象的清晨尿液样本 5 ml，检测尿肌酐、尿微量白蛋白、尿钠和尿钾。

血糖由通过实验室性能验证的检测点实验室负责检测。其他生化指标统一由具备相关资质且考核合格的医学检验机构负责检测。采用己糖激酶法现场测定血浆血糖，采用高效液相色谱法测定糖化血红蛋白，采用胆固醇氧化酶氨基安替吡啉酚法测定总胆固醇，采用磷酸甘油氧化酶法测定甘油三酯，采用均相酶比色法测定高密度脂蛋白胆固醇和低密度脂蛋白胆固醇，采用酶偶联肌氨酸氧化酶法测定尿肌酐，采用免疫透射比浊法测定尿微量白蛋白，采用离子选择电极法测定尿钠和尿钾。

四、抽样设计

（一）确定监测点

2018年江苏省慢性病及其危险因素监测工作在14个监测点开展，其中，南京市秦淮区、无锡市梁溪区、常州市武进区、苏州市吴中区、张家港市和镇江市京口区属于苏南地区，扬州市邗江区、泰州市姜堰区和如皋市属于苏中地区，徐州市云龙区、东海县、金湖县、响水县和沭阳县属于苏北地区。

（二）计算样本量

样本量采用公式 $N = deff \dfrac{u^2 p(u-p)}{d^2}$ 进行计算，其中，各参数的含义和取值如下：（1）概率 p 取2013年江苏省慢性病及其危险因素监测的糖尿病患病率8.9%；（2）设计效率 $deff$ 取值为2；相对误差 $r = 10\%$，$d = 10\% \times 8.9\%$；置信水平取95%（双侧），相应的 $u = 1.96$。根据以上参数，计算所需样本量为7 864人。根据既往全省慢性病及其危险因素监测结果，无应答率取值为6%，因此全省应监测总样本量至少为7 864/（1-0.06）≈ 8 366 ≈ 8 400人。按照14个监测点计算出平均每个监测点的样本量至少为600人。

（三）抽样方法

采用多阶段随机抽样方法选择调查对象，各阶段抽样方法如下：（1）在每个监测点内，采用人口规模排序的系统抽样，随机抽取3个乡镇（街道）；（2）在每个抽中的乡镇（街道）中，采用人口规模排序的系统抽样，随机抽取2个行政村（居委会）；（3）在每个抽中的行政村（居委会）中，采用简单随机抽样抽取1个村民（居民）小组；（4）在每个抽中的村民（居民）小组中，采用简单随机抽样抽取45户，户中所有符合条件的居民均为调查对象。最终，每个监测点至少调查270户，相应18岁及以上居民至少600人，且家庭户的总置换率应控制在10%以下。

五、统计分析方法

（一）数据库结构

本次监测数据经在线数据管理平台录入，并利用 SQL 数据库进行管理。根据监测内容，监测数据可以分为家庭问卷信息、个人问卷信息、身体测量信息和实验室检测信息等多个数据库。各数据库间通过个人编码、采血编码和家庭户编码进行关联合并。

（二）数据清理

中国疾控中心慢病中心制定了全国统一的数据清理方案，数据清理包括对重复数据的剔除，对缺失值、逻辑错误和离群值的判断及处理，对重要信息（性别、年龄）的填补和纠正等，完成数据清理后将数据库反馈至江苏省疾控中心。

（三）统计分析

统计分析主要以性别、年龄（18—44岁，45—59岁，60岁及以上）、城乡和区域（苏南、苏中、苏北）作为分层因素，采用率、构成比、均数等指标进行统计描述。为使监测结果能够对全省 18 岁及以上居民实现更优的估计，监测结果采用复杂抽样加权的方法进行调整。

（四）加权调整

由于本次监测采用了多阶段复杂抽样设计，需对样本进行抽样加权。同时，抽样造成了某些重要指标在样本与总体分布上的偏差（主要为性别和年龄的偏差），需进一步对样本结构进行事后分层调整。

（1）抽样权重：按照本次监测的抽样设计，样本个体的抽样权重 W_{design} 的设计如下：$W_{design} = W_{d1} \times W_{d2} \times W_{d3} \times W_{d4} \times W_{d5}$。

W_{d1} 为样本县/区的抽样权重，其值为简单随机抽样下样本所在分层县/区总数除以抽中的县/区数。

W_{d2} 为样本乡镇/街道的抽样权重，其值为按照人口规模大小排序后的系统抽样下样本所在县/区乡镇/街道总数除以抽中的乡镇/街道数。

W_{d3} 为样本行政村/居委会的抽样权重，其值为按照人口规模大小排序后的系统抽样下样本所在乡镇/街道行政村/居委会总数除以抽中的行政村/居委会数。

W_{d4} 为样本村民/居民小组的抽样权重，其值为样本所在行政村/居委会村民/居民小组的总数。

W_{d5} 为样本家庭户的抽样权重，其值为在简单随机抽样下样本所在村民/居民小组家庭户的总数除以抽中的家庭户数。

（2）无应答权重：样本个体的无应答权重 $W_{nonresponse}$ 为家庭户所有应参加个人问卷调查的总人数除以该家庭户实际参加个人问卷调查的总人数。

（3）事后分层权重：考虑的分层因素为城乡2层、性别2层、年龄13层（18—24岁，25—29岁，30—34岁，35—39岁，40—44岁，45—49岁，50—54岁，55—59岁，60—64岁，65—69岁，70—74岁，75—79岁，80岁—），最后共分为52层。经抽样权重和无应答权重加权后的监测样本与全国第六次人口普查江苏省人口数均按照上述因素进行相同分层，每层事后分层权重 $W_{ps.k}$ 的计算公式如下：

$$W_{ps.k} = \frac{人口普查在第k层的人口数}{样本在第k层的抽样权重与无应答权重乘积之和}$$

样本个体的最终权重：$W = W_{design} \times W_{nonresponse} \times W_{ps.k}$

六、质量控制

为保证江苏省监测数据的真实可靠，在中国疾控中心慢病中心的指导下，江苏省疾控中心制定了严格的质控工作方案，建立了省、市和监测点三级质量控制系统，在调查的前期、中期和后期对各个环节实施严格的质量控制，包括修订工作方案、统一调查工具、组织技术培训、实验室性能验证等；设置相应的质控方法和指标，在整个调查实施阶段进行了实时动态质量监控，一旦发现质量问题及时反馈、纠正。

（一）现场调查前期

（1）修订工作方案：省疾控中心按照国家技术方案修订全省总体工作方案和督导质控方案。市级疾控中心负责督促本辖区监测点工作的组织实施和质量控制。各监测点按照工作方案制订当地实施方案和质控计划。

（2）统一调查工具：省疾控中心根据要求统一采购调查所需身高计、电子体重秤、电子血压计和腰围尺，实验室所需耗材通过招标由中标公司统一提供。

（3）组织技术培训：省疾控中心组织省级师资和监测点技术骨干参加国家级培训，组织两批次省级培训和考核。所有参加本次监测工作的工作人员，均经过培训且考核合格。第一个现场启动时，省疾控中心组织其他监测点进行观摩和学习。监测点选派骨干人员赴全省启动的第一个现场进行观摩。

（4）实验室性能验证：本次监测的空腹血糖和服糖后2小时血糖检测在监测点实验室完成。为了保证血糖检测的质量和准确性，制定客观的检测性能评价标准和每日室内质量控制的判断规则。通过信息收集与管理平台的血糖检测质控系统，省级质控小组可掌握各监测点的检测情况，发现问题并及时解决。各监测点参与血糖检测的实验室必须在现场调查前 1 周按照方案要求完成两水平 20 次重复性精密度检测和两水平连续 3 天中间精密度检测的实验室性能验证。只有通过性能验证后才能开展现场调查工作。最终，全省 14 个监测点血糖检测性能验证数据均达到质量控制的要求。

（5）抽样：国家、省级和监测点疾控中心通过信息收集与管理平台共同完成抽样工作。各阶段抽样过程中，各监测点均要保证所报数据的真实性和可靠性，切实做好人员摸底工作。省级抽样人员严格按照抽样方案进行抽样，并将抽样信息上报平台由中国疾控中心慢病中心审核。

（二）现场调查阶段

（1）组织宣传动员：为保证现场调查工作的顺利进行，各监测点提前做好行政村/居委会以及当地政府部门的宣传动员工作，以获得理解与支持。对抽中的每个家庭及调查对象做好预约、知情同意等沟通，争取配合，严控调查户置换，最终纳入分析的有效样本置换率 <5%。

（2）现场调查督导：省疾控中心对每个监测点进行至少 1 次的现场督导质控，并在全省第一个监测点启动现场工作时组织其他监测点的技术骨干进行观摩学习。

（3）询问调查质控：信息收集与管理平台自动抽取 10% 的调查问卷，省级质控员对抽取的问卷通过听录音的方式核查电子问卷，并将发现的问题及时反馈给监测点进行核实。各监测点问卷复核合格率均在 95% 以上。

（4）身体测量质控：省级质控员在每个监测点现场查看身高测量场地是否平整，站姿是否为立正状态，是否脱掉帽子、松开发髻，三点是否与立柱接触，头部姿势是否正确；体重测量时对象是否脱掉外套，是否取出手机、钱包等物品，双眼是否平视前方；腰围测量体姿是否符合要求，测量点是否正确，是否在平静呼吸时读数。上述内容现场审核符合率为 100%。同时，每个监测点抽取至少 5 名对象进行现场复测，各项指标一致率均在 95% 以上。

（5）血压测量质控：省级质控员在每个监测点查看血压测量是否在独立房间进行，身体坐姿是否符合要求，是否测量左臂血压，臂带缠绕是否符合要求，是否测量 3 次，每次测量间隔是否松开臂带。上述内容现场审核符合率为 100%。同时，每个监测点抽取至少 5 名对象进行现场复测，收缩压和舒张压复核一致率（测量员与质控员测量均值之差，收缩压 <10 mmHg，舒张压 <10 mmHg）均超过 95%。

（6）实验室质控：省级质控员在每个监测点查看调查现场血样采集与处理的场所、

操作流程、保存条件等是否符合要求,并检查血样离心、分装和保存是否规范,发现问题并及时纠正。每个工作日血糖检测开始前和结束后均须检测质控样品。如果质控样品检测结果出现失控,那么该日的血糖检测结果无效,须查找问题、采取纠正措施并重新检测。每个工作日检测一次盲样并上报数据。由专人每日核查各监测点上传的盲样检测结果,发现问题及时与监测点实验室联系,查找原因,及时纠正。生化指标统一由具备相关资质且考核合格的医学检验机构负责检测,且省级质控员对医学检验机构进行实地考察质控。

(三)现场调查后期

中国疾控中心慢病中心负责对江苏省监测数据进行清理,省级工作组组织各监测点核实、处理数据清理过程中的各种问题。全省共有 8 587 条调查记录,排除关键信息缺失的记录后,最终 8 577 条调查记录纳入分析,数据有效率为 99.9%。

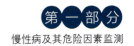

第二章 一般情况

一、调查对象性别、年龄、地区分布

2018年江苏省慢性病及其危险因素监测共调查8 577人，其中男性3 814人，占44.5%，女性4 763人，占55.5%，女性比例高于男性。调查对象平均年龄为56.5±13.9岁，其中男性平均年龄为57.4±13.9岁，女性平均年龄为55.8±13.8岁。18—44岁年龄组1 644人，占19.2%；45—59岁年龄组3 080人，占35.9%；60岁以上年龄组3 853人，占44.9%。见表2-1、表2-2。

本次调查城市居民5 329人，占62.1%，农村居民3 248人，占37.9%，城市居民比例高于农村。苏南地区3 670人，苏中地区1 842人，苏北地区3 065人，分别占调查总人数的42.8%、21.5%和35.7%。见表2-1。

表2-1 2018年江苏省慢性病及其危险因素监测不同性别、年龄、地区样本数

	年龄组	合计	城乡		区域		
			城市	农村	苏南	苏中	苏北
合计	小计	8 577	5 329	3 248	3 670	1 842	3 065
	18—44岁	1 644	1 151	493	833	281	530
	45—59岁	3 080	1 886	1 194	1 294	586	1 200
	60岁及以上	3 853	2 292	1 561	1 543	975	1 335
男性	小计	3 814	2 388	1 426	1 672	798	1 344
	18—44岁	663	468	195	363	92	208
	45—59岁	1 312	822	490	574	235	503
	60岁及以上	1 839	1 098	741	735	471	633
女性	小计	4 763	2 941	1 822	1 998	1 044	1 721
	18—44岁	981	683	298	470	189	322
	45—59岁	1 768	1 064	704	720	351	697
	60岁及以上	2 014	1 194	820	808	504	702

表 2-2　2018 年江苏省慢性病及其危险因素监测不同性别、年龄、地区样本构成

单位：%

年龄组		合计	城乡		区域		
			城市	农村	苏南	苏中	苏北
合计	小计	100.0	100.0	100.0	100.0	100.0	100.0
	18—44 岁	19.2	21.6	15.2	22.7	15.3	17.3
	45—59 岁	35.9	35.4	36.8	35.3	31.8	39.2
	60 岁及以上	44.9	43.0	48.1	42.0	52.9	43.6
男性	小计	44.5	44.8	43.9	45.6	43.3	43.8
	18—44 岁	7.7	8.8	6.0	9.9	5.0	6.8
	45—59 岁	15.3	15.4	15.1	15.6	12.8	16.4
	60 岁及以上	21.4	20.6	22.8	20.0	25.6	20.7
女性	小计	55.5	55.2	56.1	54.4	56.7	56.2
	18—44 岁	11.4	12.8	9.2	12.8	10.3	10.5
	45—59 岁	20.6	20.0	21.7	19.6	19.1	22.7
	60 岁及以上	23.5	22.4	25.2	22.0	27.4	22.9

二、调查对象文化程度分布

调查对象中，小学及以下学历 3 774 人，占 44.0%；初中学历 2 737 人，占 31.9%；高中及以上学历 2 066 人，占 24.1%。农村地区小学及以下学历者所占比例（61.8%）明显高于城市（33.1%），而城市地区高中及以上学历者所占比例（31.9%）明显高于农村（11.3%）。苏北地区小学及以下学历者所占比例（58.0%）高于苏南和苏中地区，而苏南地区高中及以上学历者所占比例（35.7%）高于苏中和苏北地区。见表 2-3、表 2-4。

三、调查对象家庭收入分布

调查对象中，低收入家庭 2 481 人（≤ 42 000 元），占总人数的 28.9%；中等收入家庭 2 384 人（42 000 元 ~ 84 000 元），占 27.8%；高收入家庭 2 425 人（≥ 84 000 元），占 28.3%。农村地区低收入家庭所占比例（41.7%）明显高于城市（21.1%），而城市地

区高收入家庭所占比例（34.7%）明显高于农村（17.8%）。苏北地区低收入家庭所占比例（42.9%）高于苏南和苏中地区，而苏南地区高收入家庭所占比例（41.8%）高于苏中和苏北地区。见表2-3、表2-4。

四、调查对象职业分布

调查对象中，农民1634人，占总人数的19.1%；工人559人，占总人数的6.5%；商业服务业人员621人，占总人数的7.2%；专业技术人员584人，占总人数的6.8%；其他劳动者1533人，占总人数的17.9%；未就业者746人，占总数的8.7%；家务人员1523人，占总人数的17.8%；离退休人员1377人，占总人数的16.1%。城市地区离退休人员占比较高，为23.5%；农村地区农民占比较高，为37.4%。苏南地区离退休人员占比较高，为29.2%，苏北地区农民占比较高，为35.6%。见表2-3、表2-4。

表2-3 2018年江苏省慢性病及其危险因素监测不同文化程度、不同家庭收入、职业样本数

		合计	城乡		区域		
			城市	农村	苏南	苏中	苏北
文化程度	小学及以下	3 774	1 766	2 008	1 019	976	1 779
	初中	2 737	1 864	873	1 340	567	830
	高中及以上	2 066	1 699	367	1 311	299	456
家庭收入	低	2 481	1 127	1 354	528	639	1 314
	中	2 384	1 628	756	1 159	553	672
	高	2 425	1 847	578	1 533	505	387
职业	农民	1 634	419	1 215	150	394	1 090
	工人	559	368	191	326	87	146
	商业服务业人员	621	465	156	334	133	154
	专业技术人员	584	499	85	407	83	94
	其他劳动者	1 533	1 055	478	695	423	415
	未就业者	746	455	291	184	225	337
	家务人员	1 523	818	705	502	348	673
	离退休人员	1 377	1 250	127	1 072	149	156

表2-4 2018年江苏省慢性病及其危险因素监测不同文化程度、不同家庭收入、职业样本构成

单位：%

年龄组		合计	城乡		区域		
			城市	农村	苏南	苏中	苏北
文化程度	小学及以下	44.0	33.1	61.8	27.8	53.0	58.0
	初中	31.9	35.0	26.9	36.5	30.8	27.1
	高中及以上	24.1	31.9	11.3	35.7	16.2	14.9
家庭收入	低	28.9	21.1	41.7	14.4	34.7	42.9
	中	27.8	30.5	23.3	31.6	30.0	21.9
	高	28.3	34.7	17.8	41.8	27.4	12.6
职业	农民	19.1	7.9	37.4	4.1	21.4	35.6
	工人	6.5	6.9	5.9	8.9	4.7	4.8
	商业服务业人员	7.2	8.7	4.8	9.1	7.2	5.0
	专业技术人员	6.8	9.4	2.6	11.1	4.5	3.1
	其他劳动者	17.9	19.8	14.7	18.9	23.0	13.5
	未就业者	8.7	8.5	9.0	5.0	12.2	11.0
	家务人员	17.8	15.3	21.7	13.7	18.9	22.0
	离退休人员	16.1	23.5	3.9	29.2	8.1	5.1

第三章 吸烟情况

一、相关指标定义

吸烟者：调查时吸烟的人和以前曾经吸烟的人。

吸烟率：调查时吸烟者和以前曾经吸烟者在调查人群中所占的比例。

现在吸烟率：调查时吸烟者在调查人群中所占的比例。

现在每日吸烟率：调查时每日都吸烟者在调查人群中所占的比例。

戒烟率：既往曾经吸烟，但调查时已经不再吸烟者在所有曾经和现在吸烟者中所占的比例。

成功戒烟率：调查时已戒烟2年及以上者在曾经和现在吸烟者中所占的比例。

复吸率：曾经采取行动戒烟者在现在吸烟者中所占的比例。

二手烟暴露率：非吸烟者中，通常情况下每周至少1天暴露于二手烟者所占的比例。

电子烟知晓率：调查时回答听说过电子烟者在调查人群中所占的比例。

二、吸烟情况

（一）吸烟率

江苏省18岁及以上居民吸烟率为29.2%。其中男性吸烟率较高，为57.6%；女性较低，为1.3%。城乡男性吸烟率分别为56.6%和59.1%，女性分别为1.0%和1.7%。不同区域间，苏南、苏中、苏北地区男性吸烟率均高于50%，分别为54.9%、61.5%和60.5%；苏中地区女性吸烟率高于苏南和苏北。城市男性以45—59岁年龄组吸烟率最高（70.4%），农村男性则以60岁及以上年龄组吸烟率最高（66.8%）；除苏南以45—59岁年龄组男性吸烟率最高（73.5%）外，苏中和苏北均以60岁及以上年龄组男性吸烟率最高，分别为63.7%和70.1%。无论是城乡还是不同区域（苏南地区除外），女性吸烟率随年龄增长而升高，见表3-1。

无论是城乡还是不同区域，文化程度为初中者吸烟率均为最高，文化程度为小学及以下者吸烟率均为最低。见图3-1，图3-2。

表 3-1 2018 年江苏省不同性别、年龄、地区居民吸烟率

单位：%

年龄组		合计	城乡		区域		
			城市	农村	苏南	苏中	苏北
合计	小计	29.2	28.9	29.6	29.2	28.6	29.6
	18—44 岁	25.2	24.3	26.8	24.6	24.1	27.4
	45—59 岁	33.5	36.2	29.9	38.7	30.3	28.4
	60 岁及以上	34.8	34.7	34.8	33.9	34.2	36.5
男性	小计	57.6	56.6	59.1	54.9	61.5	60.5
	18—44 岁	50.2	47.7	55.2	45.3	58.4	59.7
	45—59 岁	65.6	70.4	59.1	73.5	63.5	55.7
	60 岁及以上	67.8	68.7	66.8	69.1	63.7	70.1
女性	小计	1.3	1.0	1.7	0.6	2.3	1.5
	18—44 岁	0.4	0.6	0.0	0.5	0.0	0.4
	45—59 岁	0.9	0.7	1.2	0.4	1.2	1.5
	60 岁及以上	4.1	2.6	5.6	1.3	7.5	4.5

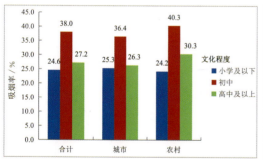

图 3-1 2018 年江苏省城乡不同文化程度居民吸烟率

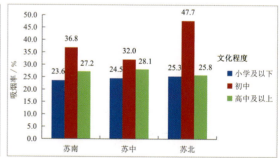

图 3-2 2018 年江苏省不同区域、不同文化程度居民吸烟率

总体而言，中家庭收入者吸烟率最高，为33.3%；高家庭收入者吸烟率最低，为26.7%；城乡及全省不同区域趋势与全省一致。见图3-3，图3-4。

从职业分布来看，工人吸烟率最高，为43.2%；其次为专业技术人员（36.9%）和离退休人员（32.0%）；家务人员吸烟率最低，为11.5%。见图3-5。

（二）现在吸烟率

江苏省18岁及以上居民现在吸烟率为24.1%，其中男性为47.7%；女性为0.9%。城乡男性现在吸烟率分别为45.8%和50.7%，女性分别为0.7%和1.3%。不同区域间，苏南、苏中和苏北地区男性现在吸烟率分别为44.9%、49.7%和52.4%，女性分别为0.5%、1.4%和1.3%。城市男性现在吸烟率以45—59岁年龄组最高（57.2%），农村男性以18—44岁年龄组最高（53.0%）。分区域来看，苏南地区男性以45—59岁年龄组现在吸烟率最高（60.1%），苏中及苏北地区男性以18—44岁年龄组现在吸烟率最高，分别为55.0%和55.8%；除苏南地区外，苏中及苏北地区女性现在吸烟率随年龄增长而升高。见表3-2。

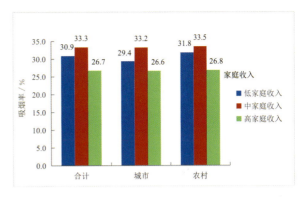

图3-3 2018年江苏省城乡不同家庭收入居民吸烟率

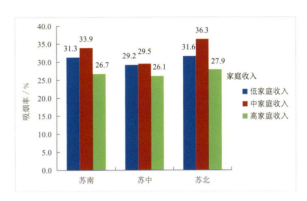

图3-4 2018年江苏省不同区域、不同家庭收入居民吸烟率

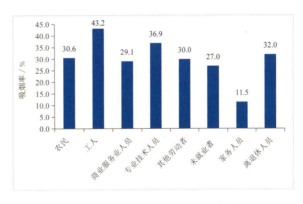

图3-5 2018年江苏省不同职业居民吸烟率

表 3-2　2018 年江苏省不同性别、年龄、地区居民现在吸烟率

单位：%

	年龄组	合计	城乡		区域		
			城市	农村	苏南	苏中	苏北
合计	小计	24.1	23.4	25.3	23.8	22.9	25.7
	18—44 岁	22.8	21.2	25.7	21.7	22.7	25.6
	45—59 岁	27.8	29.4	25.6	31.7	24.1	24.7
	60 岁及以上	23.1	22.2	24.0	20.9	22.1	27.2
男性	小计	47.7	45.8	50.7	44.9	49.7	52.4
	18—44 岁	45.3	41.5	53.0	39.9	55.0	55.8
	45—59 岁	54.4	57.2	50.8	60.1	51.4	48.2
	60 岁及以上	45.1	44.4	45.9	43.2	40.9	52.0
女性	小计	0.9	0.7	1.3	0.5	1.4	1.3
	18—44 岁	0.4	0.6	0.0	0.5	0.0	0.4
	45—59 岁	0.7	0.6	0.9	0.4	0.3	1.5
	60 岁及以上	2.7	1.3	4.1	0.3	5.0	3.4

无论是城乡还是不同区域，文化程度为初中者现在吸烟率均为最高，文化程度为小学及以下者均为最低。见图 3-6，图 3-7。

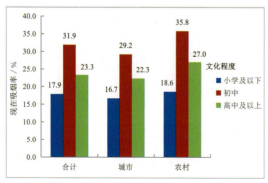

图 3-6　2018 年江苏省城乡不同文化程度居民现在吸烟率

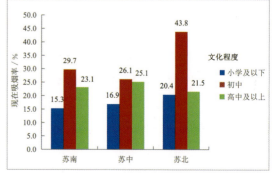

图 3-7　2018 年江苏省不同区域、不同文化程度居民现在吸烟率

总体而言，中家庭收入者现在吸烟率最高，为28.1%，高家庭收入者现在吸烟率最低，为22.4%；苏南地区现在吸烟率特征与全省一致，苏中及苏北地区则以低家庭收入者现在吸烟率最低，分别为19.8%和25.4%。见图3-8，图3-9。

从职业分布来看，工人现在吸烟率最高，为39.9%；其次为专业技术人员（31.1%）和商业服务业人员（27.0%）；家务人员现在吸烟率最低，为7.1%。见图3-10。

（三）现在每日吸烟率

江苏省18岁及以上居民现在每日吸烟率为21.4%，其中男性为42.4%；女性为0.8%。农村男性现在每日吸烟率（45.1%）高于城市男性（40.6%），城乡女性现在每日吸烟率分别为0.5%和1.1%。不同区域间，苏北男性现在每日吸烟率最高（47.7%），其次为苏中男性（44.0%）；苏中女性现在每日吸烟率高于苏南和苏北。无论城乡，男性现在每日吸烟率均以45—59岁年龄组最高(49.0%)；分区域来看，苏南男性以45—59岁年龄组现在每日吸烟率最高（54.1%），苏中及苏北以18—44岁年龄组最高，分别为50.2%和49.6%；除苏南地区外，苏中及苏北地区女性现在每日吸烟率随年龄增长而升高。见表3-3。

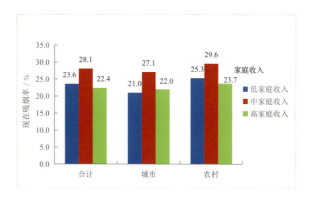

图3-8 2018年江苏省城乡不同家庭收入居民现在吸烟率

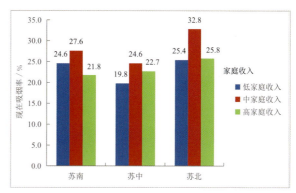

图3-9 2018年江苏省不同区域、不同家庭收入居民现在吸烟率

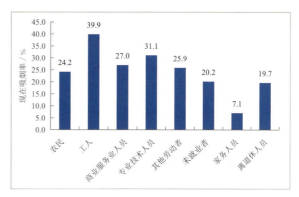

图3-10 2018年江苏省不同职业居民现在吸烟率

表 3-3 2018 年江苏省不同性别、年龄、地区居民现在每日吸烟率

单位：%

	年龄组	合计	城乡		区域		
			城市	农村	苏南	苏中	苏北
合计	小计	21.4	20.7	22.5	20.8	20.3	23.3
	18—44 岁	19.9	18.8	22.0	18.6	20.7	22.8
	45—59 岁	25.0	25.7	24.0	28.6	20.1	23.0
	60 岁及以上	20.8	20.0	21.7	18.7	19.9	24.9
男性	小计	42.4	40.6	45.1	39.3	44.0	47.7
	18—44 岁	39.7	36.9	45.3	34.3	50.2	49.6
	45—59 岁	49.0	49.9	47.7	54.1	43.0	45.1
	60 岁及以上	40.7	40.1	41.4	38.6	36.5	48.1
女性	小计	0.8	0.5	1.1	0.3	1.4	1.1
	18—44 岁	0.3	0.4	0.0	0.3	0.0	0.4
	45—59 岁	0.6	0.5	0.8	0.4	0.1	1.2
	60 岁及以上	2.4	1.1	3.7	0.3	4.9	2.7

无论是城乡还是不同区域，文化程度为初中者现在每日吸烟率均最高，文化程度为小学及以下者现在每日吸烟率最低。见图 3-11，图 3-12。

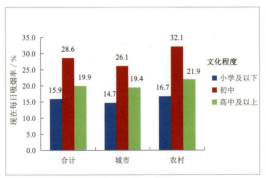

图 3-11 2018 年江苏省城乡不同文化程度居民现在每日吸烟率   图 3-12 2018 年江苏省不同区域、不同文化程度居民现在每日吸烟率

总体而言，中家庭收入者现在每日吸烟率最高，为24.8%，高家庭收入者现在每日吸烟率最低，为19.6%；农村居民现在每日吸烟率趋势与全省一致，城市居民以低家庭收入者现在每日吸烟率最低，为18.8%；苏南、苏中及苏北，现在每日吸烟率均以中家庭收入者最高，低家庭收入者最低。见图3-13，图3-14。

从职业分布来看，工人现在每日吸烟率最高，为36.6%；其次为专业技术人员（24.4%）和其他劳动者（24.3%）；家务人员每日吸烟率最低，为5.6%。见图3-15。

（四）平均开始每日吸烟年龄

江苏省18岁及以上现在每日吸烟者平均开始每日吸烟年龄为21.6岁，男性为21.4岁，女性为32.6岁。无论是男性还是女性，城市吸烟者平均开始每日吸烟年龄均早于农村吸烟者。不同区域间，苏北地区吸烟者平均开始每日吸烟年龄（21.3岁）早于苏南（21.4岁）和苏中（22.8岁）地区。无论是城乡还是不同区域，年龄组越小的人群，平均开始每日吸烟年龄越早。见表3-4。

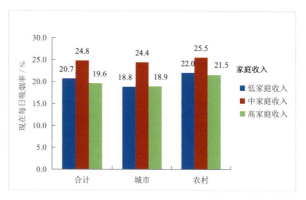

图3-13 2018年江苏省城乡不同家庭收入居民现在每日吸烟率

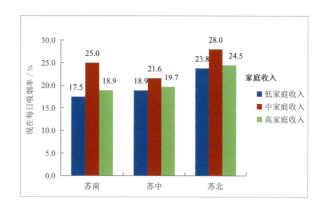

图3-14 2018年江苏省不同区域、不同家庭收入居民现在每日吸烟率

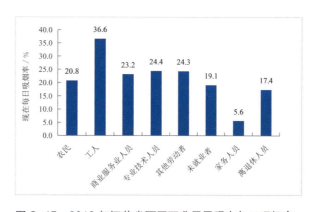

图3-15 2018年江苏省不同职业居民现在每日吸烟率

表 3-4 2018 年江苏省不同性别、年龄、地区现在每日吸烟者平均开始每日吸烟年龄

单位：岁

	年龄组	合计	城乡		区域		
			城市	农村	苏南	苏中	苏北
合计	小计	21.6	21.4	21.9	21.4	22.8	21.3
	18—44 岁	19.9	19.9	20.0	20.1	19.9	19.7
	45—59 岁	22.2	22.4	22.1	22.4	22.7	21.6
	60 岁及以上	25.1	24.7	25.6	24.3	27.6	24.0
男性	小计	21.4	21.3	21.6	21.3	22.3	21.0
	18—44 岁	19.9	19.9	20.0	20.0	19.9	19.7
	45—59 岁	22.1	22.3	21.9	22.4	22.7	21.4
	60 岁及以上	24.5	24.2	24.8	24.1	26.5	23.4
女性	小计	32.6	32.0	33.1	31.8	34.9	30.8
	18—44 岁	26.8	26.8	—	30.0	—	21.6
	45—59 岁	29.3	28.7	29.9	29.3	26.0	29.6
	60 岁及以上	35.5	40.6	33.9	41.5	35.2	35.1

无论是城乡还是不同区域，文化程度为小学及以下的现在每日吸烟者平均开始每日吸烟年龄最晚；除苏南地区外，苏中及苏北地区文化程度为初中者平均开始每日吸烟年龄最早。见图 3-16，图 3-17。

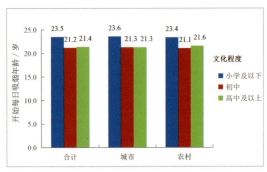

图 3-16 2018 年江苏省城乡不同文化程度现在每日吸烟者平均开始每日吸烟年龄

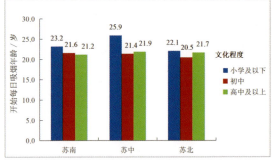

图 3-17 2018 年江苏省不同区域、不同文化程度现在每日吸烟者平均开始每日吸烟年龄

总体而言，低家庭收入现在每日吸烟者平均开始每日吸烟年龄最晚，为23.5岁，中家庭收入现在每日吸烟者平均开始每日吸烟年龄最早，为21.1岁；城乡及苏南、苏中区域趋势与全省一致。见图3-18、图3-19。

从职业分布来看，家务人员平均开始每日吸烟年龄最晚，为27.0岁；其次为离退休人员（24.1岁）和农民（23.1岁）；工人平均开始每日吸烟年龄最早，为20.5岁。见图3-20。

（五）平均每日吸烟量

江苏省18岁及以上现在吸烟者中平均每日吸烟量为13.8支，男性为13.9支，女性为7.7支。无论是男性还是女性，农村现在吸烟者日均吸烟量均多于城市。从不同区域来看，苏北地区现在吸烟者日均吸烟量（17.1支）多于苏南（12.6支）与苏中（12.0支）地区。无论是城乡还是不同区域，男性现在吸烟者日均吸烟量均以45—59岁年龄组最多；城市地区女性日均吸烟量以45—59岁年龄组最多，农村地区则以60岁及以上年龄组最多。不同区域间，除苏南地区女性以45—59岁年龄组最多外，苏中和苏北地区均以60岁及以上年龄组的日均吸烟量最多。见表3-5。

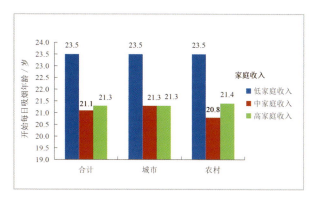

图3-18 2018年江苏省城乡不同家庭收入现在每日吸烟者平均开始每日吸烟年龄

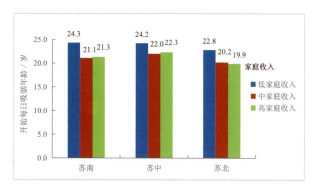

图3-19 2018年江苏省不同区域、不同家庭收入现在每日吸烟者平均开始每日吸烟年龄

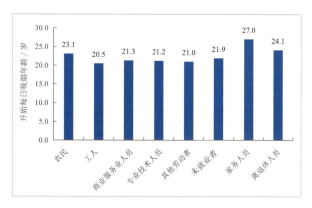

图3-20 2018年江苏省不同职业现在每日吸烟者平均开始每日吸烟年龄

表 3-5　2018 年江苏省不同性别、年龄、地区现在吸烟者日均吸烟量

单位：支

年龄组		合计	城乡		区域		
			城市	农村	苏南	苏中	苏北
合计	小计	13.8	13.1	14.7	12.6	12.0	17.1
	18—44 岁	11.7	11.3	12.3	10.6	11.0	14.4
	45—59 岁	16.8	15.6	18.7	15.6	13.9	20.6
	60 岁及以上	14.7	14.5	14.9	14.4	11.6	17.8
男性	小计	13.9	13.2	14.9	12.7	12.1	17.3
	18—44 岁	11.7	11.4	12.3	10.7	11.0	14.5
	45—59 岁	16.9	15.6	18.9	15.6	14.0	21.0
	60 岁及以上	15.1	14.7	15.5	14.4	12.2	18.2
女性	小计	7.7	7.0	8.2	6.5	7.2	8.8
	18—44 岁	3.4	3.4	—	2.8	—	5.0
	45—59 岁	9.4	14.9	5.0	20.0	3.4	6.6
	60 岁及以上	8.9	8.1	9.1	8.0	7.3	11.5

江苏省 18 岁及以上居民，文化程度为小学及以下现在吸烟者平均每日吸烟量最多，为 15.7 支；文化程度为高中及以上者最少，为 11.1 支。农村现在吸烟者平均每日吸烟量随文化程度升高而减少，城市文化程度为初中者平均每日吸烟量最多。苏中及苏北地区文化程度为小学及以下者平均每日吸烟量最多，苏南地区文化程度为初中者平均每日吸烟量最多。见图 3-21，图 3-22。

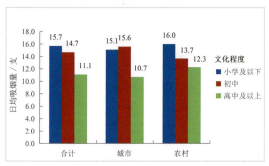

图 3-21　2018 年江苏省城乡不同文化程度现在吸烟者日均吸烟量　　图 3-22　2018 年江苏省不同区域、不同文化程度现在吸烟者日均吸烟量

总体而言，低家庭收入现在吸烟者平均每日吸烟量最多，为15.7支，高家庭收入者平均每日吸烟量最少，为12.4支；从城乡来看，城市现在吸烟者平均每日吸烟量随家庭收入水平升高而减少，农村则以中家庭收入者平均每日吸烟量最少；除苏中地区外，苏南及苏北地区现在吸烟者平均每日吸烟量均随家庭收入水平升高而减少。见图3-23，图3-24。

从职业分布来看，其他劳动者平均每日吸烟量最多，为15.6支，其次是农民（15.4支）和未就业者（13.8支）；专业技术人员最少，为10.9支。见图3-25。

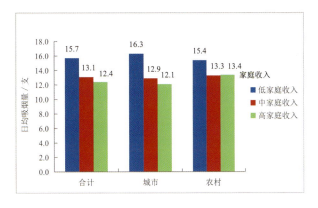

图3-23 2018年江苏省城乡不同家庭收入现在吸烟者日均吸烟量

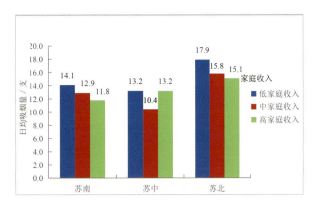

图3-24 2018年江苏省不同区域、不同家庭收入现在吸烟者日均吸烟量

三、戒烟情况

（一）戒烟率

江苏省18岁及以上吸烟者戒烟率为17.3%，男性为17.1%，女性为26.4%。城市吸烟者戒烟率（19.2%）高于农村吸烟者（14.6%）；苏中地区（20.1%）高于苏南（18.4%）和苏北（13.4%）地区；无论城乡还是不同区域，男性戒烟率随年龄增长呈上升趋势。见表3-6。

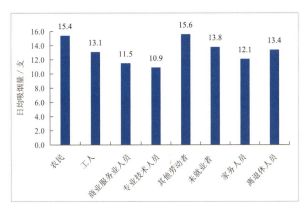

图3-25 2018年江苏省不同职业现在吸烟者日均吸烟量

表 3-6　2018 年江苏省不同性别、年龄、地区吸烟者戒烟率

单位：%

年龄组		城乡			区域		
		合计	城市	农村	苏南	苏中	苏北
合计	小计	17.3	19.2	14.6	18.4	20.1	13.4
	18—44 岁	9.6	12.8	4.1	11.9	5.8	6.5
	45—59 岁	17.1	18.8	14.3	18.2	20.3	13.0
	60 岁及以上	33.6	36.1	31.0	38.2	35.5	25.6
男性	小计	17.1	19.0	14.2	18.3	19.2	13.4
	18—44 岁	9.7	13.0	4.1	12.1	5.8	6.6
	45—59 岁	17.0	18.8	14.1	18.2	19.1	13.4
	60 岁及以上	33.5	35.4	31.3	37.5	35.8	25.8
女性	小计	26.4	27.2	25.8	24.6	38.8	13.0
	18—44 岁	0.0	0.0	-	0.0	-	0.0
	45—59 岁	20.8	21.6	20.1	0.0	77.0	0.0
	60 岁及以上	35.2	52.1	27.1	73.4	33.5	22.5

除苏北地区外，城乡和不同区域吸烟者戒烟率随文化程度升高而降低；苏南地区文化程度为小学及以下者戒烟率最高，为 35.1%；苏北地区文化程度为初中者戒烟率最低，为 8.3%。见图 3-26，图 3-27。

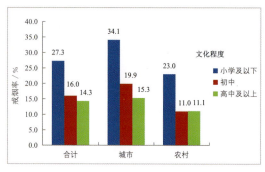

图 3-26　2018 年江苏省城乡不同文化程度吸烟者戒烟率

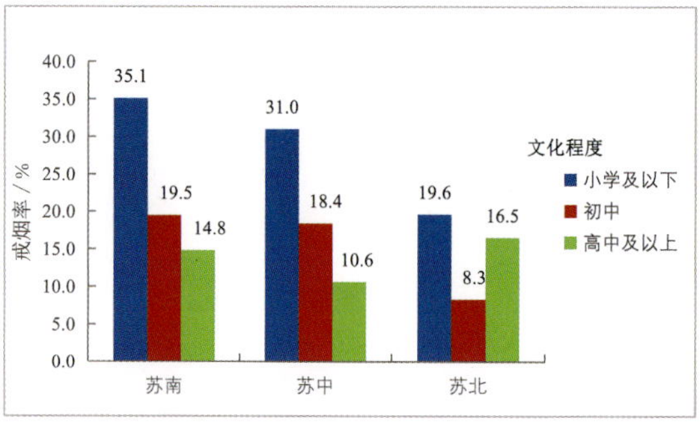

图 3-27　2018 年江苏省不同区域、不同文化程度吸烟者戒烟率

总体而言，低家庭收入吸烟者戒烟率最高，为23.5%，中家庭收入吸烟者戒烟率最低，为15.8%；无论是城乡还是不同区域，戒烟率均随家庭收入水平升高而降低。见图3-28，图3-29。

从职业分布来看，家务人员戒烟率最高，为38.9%；其次为离退休人员（38.3%）和未就业者（25.3%）；商业服务业人员戒烟率最低，为7.4%。见图3-30。

（二）成功戒烟率

江苏省18岁及以上吸烟者成功戒烟率为11.2%，男性为11.1%，女性为14.7%。城市地区吸烟者成功戒烟率（12.2%）高于农村（9.8%），苏中地区（15.0%）高于苏南（11.1%）和苏北（8.8%）地区，且随年龄的增长呈上升趋势。见表3-7。

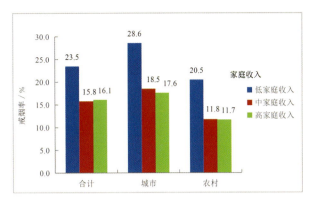

图3-28 2018年江苏省城乡不同家庭收入吸烟者戒烟率

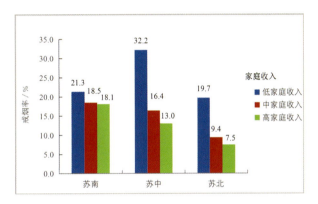

图3-29 2018年江苏省不同区域、不同家庭收入吸烟者戒烟率

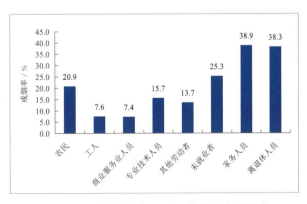

图3-30 2018年江苏省不同职业吸烟者戒烟率

表 3-7　2018 年江苏省不同性别、年龄、地区吸烟者成功戒烟率

单位：%

	年龄组	合计	城乡		区域		
			城市	农村	苏南	苏中	苏北
合计	小计	11.2	12.2	9.8	11.1	15.0	8.8
	18—44 岁	3.9	5.3	1.5	4.2	5.8	2.0
	45—59 岁	11.6	13.3	9.0	12.8	13.1	8.6
	60 岁及以上	25.7	28.2	23.2	29.1	26.4	20.8
男性	小计	11.1	12.2	9.6	11.2	14.5	8.8
	18—44 岁	3.9	5.3	1.5	4.2	5.8	2.0
	45—59 岁	11.5	13.2	8.8	12.9	11.8	8.8
	60 岁及以上	26.3	28.6	23.8	29.4	27.5	21.0
女性	小计	14.7	12.1	16.9	4.0	24.8	10.1
	18—44 岁	0.0	0.0	—	0.0	—	0.0
	45—59 岁	20.8	21.6	20.1	0.0	77.0	0.0
	60 岁及以上	16.8	18.4	16.1	12.0	17.5	17.6

无论城乡，文化程度为小学及以下的吸烟者成功戒烟率均为最高，城市地区吸烟者成功戒烟率随文化程度升高而下降，农村文化程度为初中者成功戒烟率最低，为 7.4%。除苏北地区外，苏南和苏中地区吸烟者成功戒烟率亦随文化程度升高而下降。见图 3-31，图 3-32。

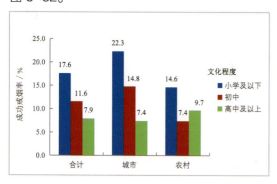

图 3-31　2018 年江苏省城乡不同文化程度吸烟者成功戒烟率　　图 3-32　2018 年江苏省不同区域、不同文化程度吸烟者成功戒烟率

总体而言，低家庭收入吸烟者成功戒烟率最高，为15.5%，高家庭收入最低，为8.7%；城乡及苏中、苏北区域趋势与全省一致。见图3-33，图3-34。

从职业分布来看，离退休人员成功戒烟率最高，为31.5%；其次为家务人员（28.6%）和未就业者（16.3%）；工人成功戒烟率最低，为4.4%。见图3-35。

（三）复吸率

江苏省18岁及以上吸烟者复吸率为40.4%，男性为40.4%，女性为38.2%。城市吸烟者复吸率（40.8%）略高于农村（39.7%），苏中地区（35.7%）低于苏南（41.5%）和苏北（41.5%）地区。城乡及苏南、苏中地区，男性吸烟者复吸率均以60岁及以上年龄组最高；苏北地区女性吸烟者复吸率最高（51.5%），苏南地区45—59岁年龄组女性吸烟者复吸率最高（78.9%）。见表3-8。

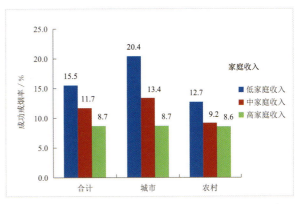

图3-33 2018年江苏省城乡不同家庭收入吸烟者成功戒烟率

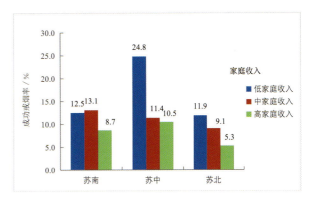

图3-34 2018年江苏省不同区域、不同家庭收入吸烟者成功戒烟率

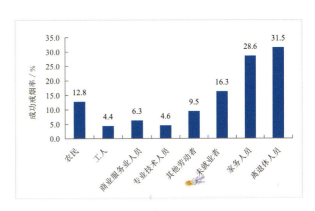

图3-35 2018年江苏省不同职业吸烟者成功戒烟率

表 3-8　2018 年江苏省不同性别、年龄、地区吸烟者复吸率

单位：%

	年龄组	合计	城乡		区域		
			城市	农村	苏南	苏中	苏北
合计	小计	40.4	40.8	39.7	41.5	35.7	41.5
	18—44 岁	40.4	41.5	38.7	42.1	37.2	38.7
	45—59 岁	39.6	39.4	39.9	38.9	31.9	45.2
	60 岁及以上	41.6	41.4	41.8	44.6	37.1	42.2
男性	小计	40.4	40.8	39.8	41.4	36.5	41.2
	18—44 岁	40.3	41.3	38.7	42.1	37.2	38.4
	45—59 岁	39.5	39.2	40.0	38.7	32.1	45.4
	60 岁及以上	42.3	42.3	42.3	45.0	39.8	41.2
女性	小计	38.2	41.0	35.7	47.1	15.7	51.5
	18—44 岁	52.4	52.4	—	46.7	—	69.5
	45—59 岁	42.8	54.7	33.4	78.9	0.0	36.1
	60 岁及以上	30.6	12.3	36.4	1.8	16.4	56.9

无论是城乡还是不同区域，文化程度为高中及以上的吸烟者复吸率均为最高。农村及苏北地区以文化程度为初中者复吸率最低；城市及苏南、苏中地区以文化程度为小学及以下者复吸率最低。见图 3-36，图 3-37。

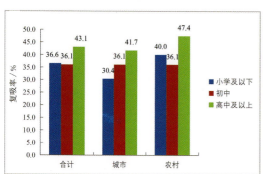

图 3-36　2018 年江苏省城乡不同文化程度吸烟者复吸率

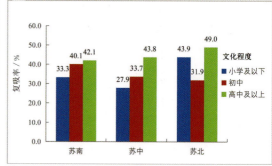

图 3-37　2018 年江苏省不同区域、文化程度吸烟者复吸率

总体而言，中家庭收入吸烟者复吸率最高，为45.8%，低家庭收入者最低，为32.4%；城市吸烟者复吸率趋势与全省一致，农村吸烟者则以高家庭收入者复吸率最高；从不同区域来看，苏南及苏北地区中家庭收入者复吸率最高，苏中地区高家庭收入者复吸率最高。见图3-38，图3-39。

从职业分布来看，未就业者复吸率最高，为61.4%；其次为离退休人员（44.1%）和其他劳动者（40.5%）；专业技术人员最低，为32.4%。见图3-40。

四、二手烟暴露率

江苏省18岁及以上非吸烟者二手烟暴露率为58.8%，男性为63.5%，女性为56.8%。农村男性二手烟暴露率（66.9%）高于城市（61.6%），农村女性（54.6%）低于城市（58.3%）。苏北地区非吸烟者二手烟暴露率（62.0%）高于苏南（59.1%）和苏中地区（53.9%）。不同区域男性非吸烟者二手烟暴露率均以18—44岁年龄组最高；女性非吸烟者中，苏南和苏中地区二手烟暴露率以18—44岁年龄组最高，苏北地区以45—59岁年龄组最高。见表3-9。

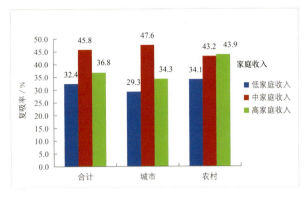

图3-38 2018年江苏省城乡不同家庭收入吸烟者复吸率

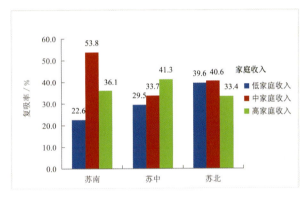

图3-39 2018年江苏省不同区域、不同家庭收入吸烟者复吸率

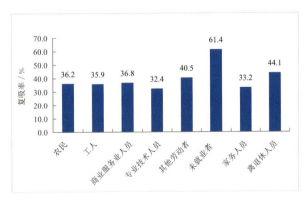

图3-40 2018年江苏省不同职业吸烟者复吸率

表 3-9 2018 年江苏省不同性别、年龄、地区非吸烟者二手烟暴露率

单位：%

	年龄组	合计	城乡		区域		
			城市	农村	苏南	苏中	苏北
合计	小计	58.8	59.3	58.1	59.1	53.9	62.0
	18—44 岁	62.5	61.9	63.8	62.1	62.1	64.0
	45—59 岁	60.9	63.4	57.9	61.0	53.1	65.2
	60 岁及以上	43.5	42.2	45.0	41.9	39.2	50.7
男性	小计	63.5	61.6	66.9	60.3	62.7	72.4
	18—44 岁	67.6	63.6	77.0	62.2	86.3	77.8
	45—59 岁	64.8	66.1	63.6	61.7	53.9	72.7
	60 岁及以上	42.7	41.6	43.8	41.3	33.6	56.1
女性	小计	56.8	58.3	54.6	58.5	51.1	58.2
	18—44 岁	60.1	61.0	58.4	62.1	55.2	59.5
	45—59 岁	59.5	62.5	55.5	60.8	52.9	61.9
	60 岁及以上	43.8	42.4	45.3	42.0	41.2	49.1

总体而言，文化程度为初中的非吸烟者二手烟暴露率最高，为 61.5%；文化程度为小学及以下的非吸烟者二手烟暴露率最低，为 54.1%。城市地区非吸烟者二手烟暴露率趋势与全省一致，农村地区则以文化程度为高中及以上的非吸烟者二手烟暴露率最高，为 66.9%。见图 3-41。

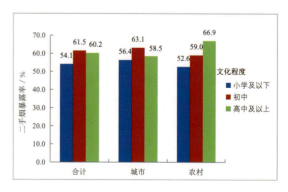

图 3-41 2018 年江苏省城乡不同文化程度非吸烟者二手烟暴露率

不同区域间,苏南及苏中地区以文化程度为初中的非吸烟者二手烟暴露率最高,分别为60.7%和61.0%;苏北地区则以文化程度为高中及以上的非吸烟者二手烟暴露率最高,为76.0%。见图3-42。

总体而言,中家庭收入的非吸烟者二手烟暴露率最高,为60.7%;高家庭收入最低,为57.6%。除苏中地区低家庭收入的非吸烟者外,无论是城乡还是不同区域,非吸烟者二手烟暴露率均在50%以上。见图3-43,图3-44。

从职业分布来看,其他劳动者二手烟暴露率最高,为65.1%;其次为专业技术人员(64.2%)和商业服务业人员(62.0%);农民最低,为46.0%。见图3-45。

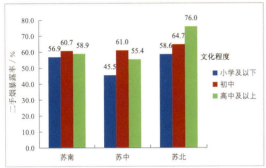

图3-42　2018年江苏省不同区域、不同文化程度非吸烟者二手烟暴露率

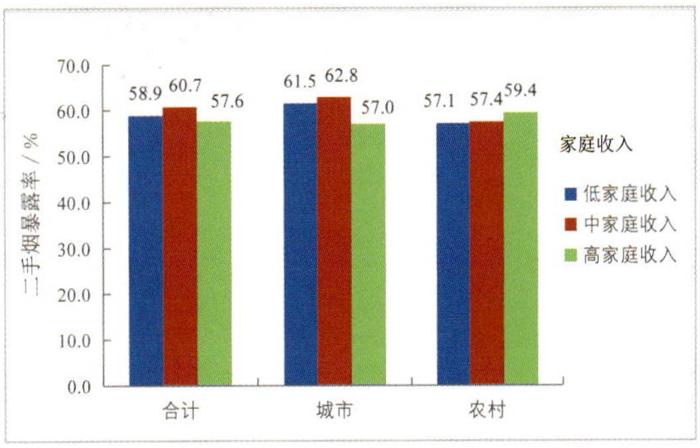

图3-43　2018年江苏省城乡不同家庭收入非吸烟者二手烟暴露率

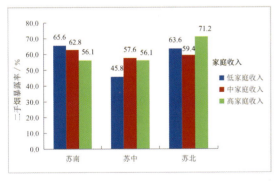

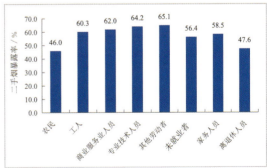

图3-44　2018年江苏省不同区域、不同家庭收入非吸烟者二手烟暴露率

图3-45　2018年江苏省不同职业非吸烟者二手烟暴露率

五、电子烟知晓率

江苏省 18 岁及以上居民电子烟知晓率为 53.6%，男性（64.1%）高于女性（43.3%），城市（64.1%）高于农村（37.5%），苏南地区（65.9%）高于苏中（41.2%）和苏北（38.9%）地区；18—44 岁年龄组、45—59 岁年龄组和 60 岁及以上年龄组的电子烟知晓率分别为 74.0%、39.9% 和 14.3%；无论是性别还是不同地区，居民电子烟知晓率均随年龄增长而降低。见表 3-10。

表 3-10 2018 年江苏省不同性别、年龄、地区居民电子烟知晓率

单位：%

年龄组		合计	城乡		区域		
			城市	农村	苏南	苏中	苏北
合计	小计	53.6	64.1	37.5	65.9	41.2	38.9
	18—44 岁	74.0	80.8	60.9	80.1	71.2	60.0
	45—59 岁	39.9	51.0	25.4	54.2	29.2	27.1
	60 岁及以上	14.3	22.7	5.6	24.1	5.3	10.0
男性	小计	64.1	72.7	50.4	74.2	50.9	51.5
	18—44 岁	83.4	86.7	76.8	85.2	88.6	74.6
	45—59 岁	53.6	64.1	39.6	66.4	41.6	42.3
	60 岁及以上	22.2	33.3	10.3	35.7	8.5	17.2
女性	小计	43.3	55.4	25.3	56.7	33.3	27.5
	18—44 岁	64.6	74.8	45.8	74.3	59.0	47.7
	45—59 岁	25.9	37.4	11.3	40.7	18.3	12.0
	60 岁及以上	7.1	12.7	1.3	13.4	2.4	3.1

无论是城乡还是不同区域，文化程度为高中及以上的居民电子烟知晓率均为最高，文化程度为小学及以下的居民电子烟知晓率均为最低。见图 3-46，图 3-47。

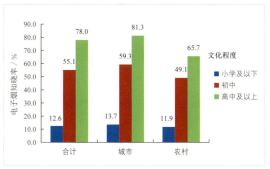

图 3-46 2018 年江苏省城乡不同文化程度居民电子烟知晓率

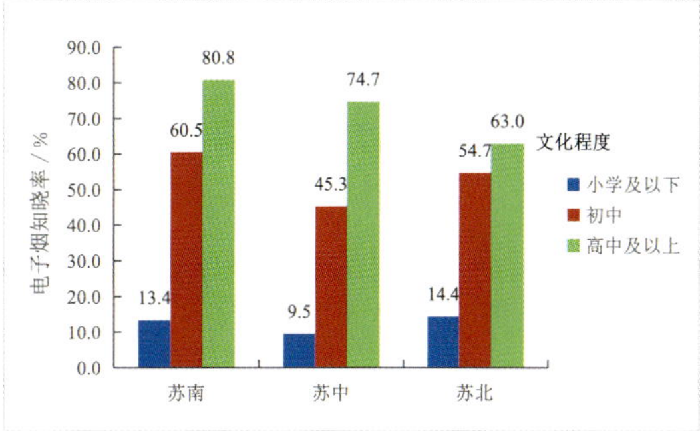

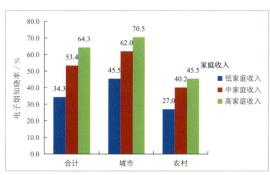

图 3-47 2018 年江苏省不同区域、不同文化程度居民电子烟知晓率

总体而言，高家庭收入者的电子烟知晓率最高，为 64.3%；居民电子烟知晓率随家庭收入水平升高而上升，城乡及全省不同区域趋势与全省一致。见图 3-48，图 3-49。

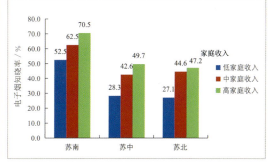

图 3-48 2018 年江苏省城乡不同家庭收入居民电子烟知晓率

图 3-49 2018 年江苏省不同区域、不同家庭收入居民电子烟知晓率

从职业分布来看，专业技术人员电子烟知晓率最高，为 77.6%；其次为商业服务业人员（76.2%）和工人（66.0%）；家务人员最低，为 20.1%。见图 3-50。

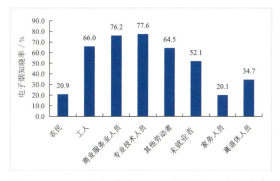

图 3-50 2018 年江苏省不同职业居民电子烟知晓率

六、本章小结

江苏省 18 岁及以上居民吸烟率为 29.2%，现在吸烟率为 24.1%，现在每日吸烟率为 21.4%，男性明显高于女性，苏南及苏北地区高于苏中地区；60 岁及以上居民吸烟率最高，45—59 岁年龄组现在吸烟率和现在每日吸烟率最高。农村男性吸烟率、现在吸烟率和现在每日吸烟率均高于城市，初中文化程度和中家庭收入者以及工人吸烟率、现在吸烟率和现在每日吸烟率均为最高。

江苏省 18 岁及以上现在每日吸烟者平均开始吸烟年龄为 21.6 岁，男性明显早于女性，苏南及苏北地区早于苏中地区。18—44 岁年龄组平均开始吸烟年龄最早，文化程度为小学及以下和低家庭收入者平均开始吸烟年龄最早，城乡无明显差异。

男性现在吸烟者平均每日吸烟量在各年龄段均在 10 支以上，且以 45—59 岁年龄组最多；女性平均每日吸烟量整体较少，45—59 岁年龄组女性现在吸烟者平均每日吸烟量最多，尤其是苏南地区 45—59 岁年龄组女性；同时，农村及苏中地区 18—44 岁年龄组女性几乎无人吸烟。

江苏省 18 岁及以上吸烟者戒烟率和成功戒烟率分别为 17.3% 和 11.2%，女性高于男性，苏南及苏北地区低于苏中地区。吸烟者戒烟率和成功戒烟率随年龄增长而上升，随文化程度、家庭收入升高而下降。商业服务业人员戒烟率最低，工人成功戒烟率最低。江苏省 18 岁及以上吸烟者复吸率为 40.4%，60 岁及以上、高中及以上、中家庭收入者和未就业者复吸率最高。

江苏省 18 岁及以上非吸烟者二手烟暴露率为 58.8%，无论性别、城乡，均处于较高水平，苏南和苏北地区明显高于苏中地区，60 岁以下年龄组高于 60 岁及以上年龄组，文化程度为初中及中家庭收入者和其他劳动者二手烟暴露率最高。

江苏省 18 岁及以上居民电子烟知晓率为 53.6%，男性高于女性，城市高于农村；居民电子烟知晓率随年龄增长而下降，随文化程度及家庭收入水平升高而上升；专业技术人员电子烟知晓率最高。

第四章 饮酒情况

一、相关指标定义

饮酒：喝过购买或自制的各类含有乙醇成分的饮料，包括白酒、啤酒、黄酒、米酒、葡萄酒等。

30天内饮酒率：过去30天内有饮酒行为者在调查人群中所占的比例。

12个月内饮酒率：过去12个月内有饮酒行为者在调查人群中所占的比例。

日均酒精摄入量：饮酒者中，平均每天所摄入的酒精克数。本报告中，高度白酒的酒精度按52%计数，低度白酒为38%，啤酒为4%，黄酒和米酒为18%，葡萄酒为10%。

危险饮酒率：具有危险饮酒行为者（61g＞男性饮酒者平均每天纯酒精摄入量≥41g，41g＞女性饮酒者平均每天纯酒精摄入量≥21g）在饮酒者中所占的比例。

有害饮酒率：具有有害饮酒行为者（男性饮酒者平均每天纯酒精摄入量≥61g，女性饮酒者平均每天纯酒精摄入量≥41g）在饮酒者中所占的比例。

一次性大量饮酒率：过去30天内单次纯酒精摄入量≥60g的次数≥1次的饮酒者在过去12个月内有饮酒行为者中所占的比例。

二、饮酒率

（一）30天内饮酒率

江苏省18岁及以上居民30天内饮酒率为32.3%，其中男性为54.3%，女性为10.5%；城市为32.4%，农村为32.1%。苏中地区男性居民30天内饮酒率最高，其次是苏北和苏南，男性30天内饮酒率苏南、苏中和苏北分别为48.6%、63.7%和60.1%；女性30天内饮酒率以苏中最高，其次是苏南和苏北，分别为11.5%、10.7%和9.4%。

无论城乡，男性中30天内饮酒率均以45—59岁年龄组最高；而女性中城市18—44岁年龄组和60岁及以上年龄组的30天内饮酒率最高，均为10.9%，农村60岁及以上年龄组的30天内饮酒率最高，为14.7%。不同区域间，男性以苏中地区18—44岁年龄组的30天内饮酒率最高，为70.9%，而苏南地区60岁及以上年龄组的30天内饮酒率最低，为 42.7%；女性中以苏中地区 60 岁及以上年龄组的 30 天内饮酒率最高，为 20.0%，苏中地区 18—44 岁年龄组的 30 天内饮酒率最低，为 5.6%。见表 4-1。

表 4-1　2018 年江苏省不同性别、年龄、地区居民 30 天内饮酒率

单位：%

			城乡		区域		
	年龄组	合计	城市	农村	苏南	苏中	苏北
合计	小计	32.3	32.4	32.1	30.7	34.7	33.5
	18—44 岁	30.7	31.8	28.5	30.5	32.5	29.8
	45—59 岁	36.7	36.8	36.5	34.4	36.1	40.0
	60 岁及以上	30.7	27.7	33.9	25.6	36.9	31.5
男性	小计	54.3	54.0	54.8	48.6	63.7	60.1
	18—44 岁	52.1	52.4	51.6	46.5	70.9	57.1
	45—59 岁	61.9	63.4	60.0	58.1	61.9	67.4
	60 岁及以上	50.0	45.4	54.9	42.7	55.6	54.4
女性	小计	10.5	10.5	10.6	10.7	11.5	9.4
	18—44 岁	9.4	10.9	6.7	11.9	5.6	6.9
	45—59 岁	11.0	9.1	13.5	8.3	13.5	13.0
	60 岁及以上	12.8	10.9	14.7	9.7	20.0	9.6

从文化程度来看，城市居民 30 天内饮酒率随文化程度的升高呈上升趋势；农村居民文化程度为初中者 30 天内饮酒率最高，为 40.0%，文化程度为小学及以下者最低，为 28.6%。见图 4-1。不同区域间，苏南和苏中地区居民 30 天内饮酒率均随着文化程度的升高而呈上升趋势；苏北地区居民中，文化程度为初中者 30 天内饮酒率最高，为 48.6%，文化程度为小学及以下者最低，为 26.6%。见图 4-2。

从家庭收入来看，城市居民中家庭收入者 30 天内饮酒率最高，为 34.5%，低家庭收入者最低，为 27.7%；农村居民中家庭收入者 30 天内饮酒率最高，为 37.0%，高家庭收入者最低，为 31.4%。见图 4-3。不同区域间，苏中地区居民 30 天内饮酒率随家庭收入水平的升高呈下降趋势；苏南和苏北地区居民均以中家庭收入者 30 天内饮酒率最高，分别为 33.4% 和 39.8%，均以低家庭收入者最低，分别为 19.7% 和 32.9%。见图 4-4。

从职业分布来看，工人 30 天内饮酒率最高，为 41.8%；其次为商业服务业人员和农民，分别为 40.0% 和 37.6%；最低为家务人员，为 14.2%。见图 4-5。

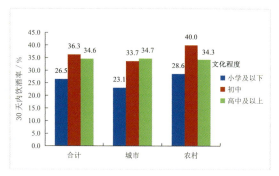

图 4-1 2018 年江苏省城乡不同文化程度居民 30 天内饮酒率

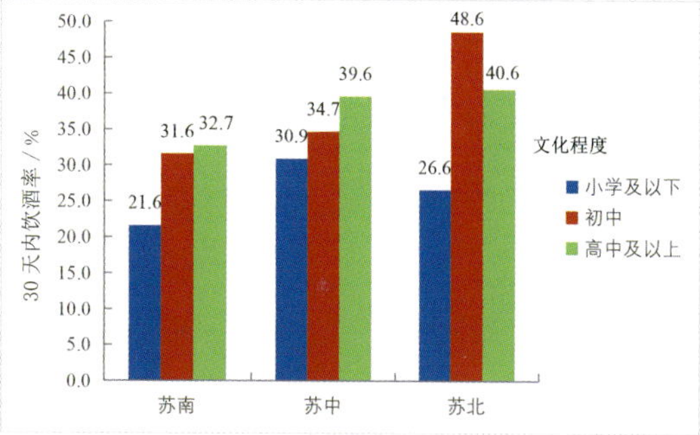

图 4-2 2018 年江苏省不同区域、不同文化程度居民 30 天内饮酒率

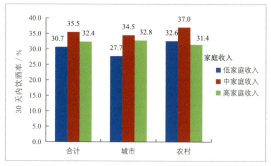

图 4-3 2018 年江苏省城乡不同家庭收入居民 30 天内饮酒率

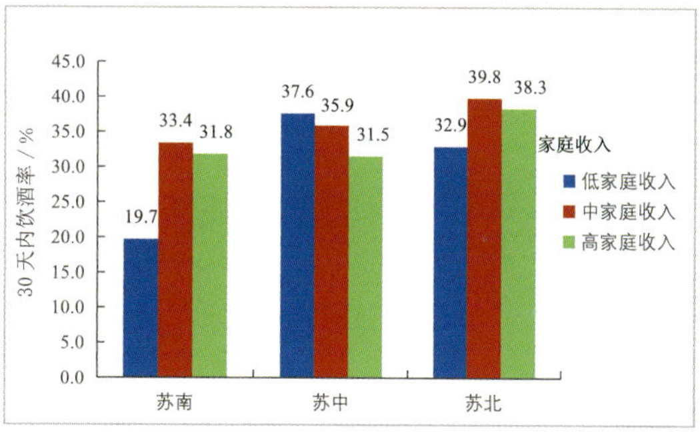

图 4-4 2018 年江苏省不同区域、不同家庭收入居民 30 天内饮酒率

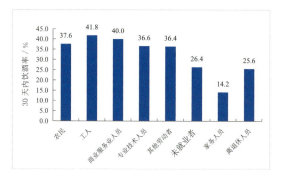

图 4-5 2018 年江苏省不同职业居民 30 天内饮酒率

（二）12个月内饮酒率

江苏省 18 岁及以上居民 12 个月内饮酒率为 43.5%，男性高于女性，分别为 67.8% 和 19.5%；城市高于农村，分别为 44.4% 和 42.1%。男性 12 个月内饮酒率以苏北地区最高，为 72.2%，苏南最低，为 64.5%；苏南、苏中和苏北地区女性 12 个月内饮酒率分别为 21.3%、15.7% 和 19.5%。

无论城乡，男性 45—59 岁年龄组 12 个月内饮酒率均最高，60 岁及以上年龄组 12 个月内饮酒率均最低；而女性中城市 18—44 岁年龄组 12 个月内饮酒率最高，为 22.0%，农村 45—59 岁年龄组 12 个月内饮酒率最高，为 23.0%。不同区域间，苏中地区 18—44 岁年龄组男性 12 个月内饮酒率最高，为 81.1%，苏南地区 60 岁及以上年龄组男性 12 个月内饮酒率最低，为 56.3%；女性中以苏北地区 45—59 岁年龄组 12 个月内饮酒率最高，为 25.0%，苏中地区 18—44 岁年龄组 12 个月内饮酒率最低，为 10.5%。见表 4-2。

表 4-2　2018 年江苏省不同性别、年龄、地区居民 12 个月内饮酒率

单位：%

	年龄组	合计	城乡		区域		
			城市	农村	苏南	苏中	苏北
合计	小计	43.5	44.4	42.1	44.0	40.6	44.6
	18—44 岁	43.2	45.1	39.5	45.2	39.6	40.6
	45—59 岁	47.0	47.0	47.0	46.4	41.1	51.3
	60 岁及以上	39.5	37.6	41.6	35.5	41.7	42.9
男性	小计	67.8	68.0	67.5	64.5	71.7	72.2
	18—44 岁	67.5	67.9	66.8	63.6	81.1	70.5
	45—59 岁	73.2	74.5	71.4	72.0	67.5	78.0
	60 岁及以上	61.1	58.2	64.3	56.3	62.8	66.2
女性	小计	19.5	20.5	18.1	21.3	15.7	19.5
	18—44 岁	19.1	22.0	13.7	23.7	10.5	15.6
	45—59 岁	20.5	18.5	23.0	18.2	18.0	25.0
	60 岁及以上	19.4	18.1	20.9	16.3	22.5	20.6

从文化程度来看，城市居民 12 个月内饮酒率随文化程度的升高呈上升趋势；农村居民 12 个月内饮酒率以文化程度为初中者最高，为 49.6%，文化程度为小学及以下者最低，为 36.0%。见图 4-6。不同区域间，苏南和苏中居民 12 个月内饮酒率均随着文化程度的升高而上升；苏北居民 12 个月内饮酒率以文化程度初中者最高，为 57.9%，文化程度为小学及以下居民最低，为 36.0%。见图 4-7。

从家庭收入来看，城市与农村中家庭收入者 12 个月内饮酒率接近，城市居民整体 12 个月内饮酒率随家庭收入水平升高而上升，农村居民 12 个月内饮酒率以中家庭收入者最高，为 45.3%，高家庭收入者最低，为 39.2%。见图 4-8。不同区域间，苏南和苏北地区居民 12 个月内饮酒率均以中家庭收入者最高，分别为 45.8% 和 48.6%，均以低家庭收入者最低，分别为 33.8% 和 44.3%；苏中地区居民 12 个月内饮酒率随家庭收入水平升高呈下降趋势。见图 4-9。

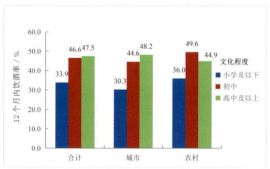

图 4-6 2018 年江苏省城乡不同文化程度居民 12 个月内饮酒率

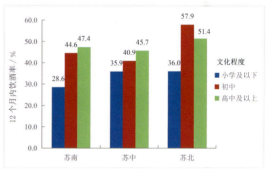

图 4-7 2018 年江苏省不同区域、不同文化程度居民 12 个月内饮酒率

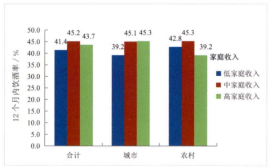

图 4-8 2018 年江苏省城乡不同家庭收入居民 12 个月内饮酒率

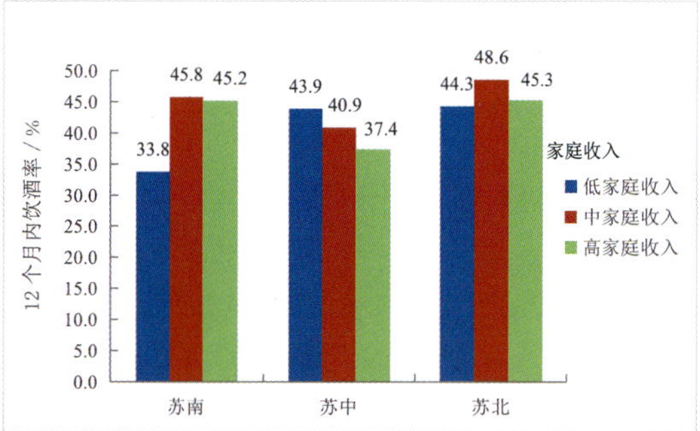

图 4-9 2018 年江苏省不同区域、不同家庭收入居民 12 个月内饮酒率

从职业分布来看，工人 12 个月内饮酒率最高，为 57.1%；其次为商业服务业人员及专业技术人员，分别为 55.9% 和 49.3%；家务人员 12 个月内饮酒率最低，为 20.9%。见图 4-10。

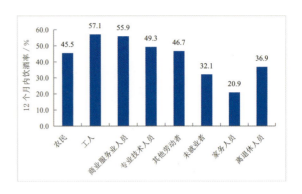

图 4-10　2018 年江苏省不同职业居民 12 个月内饮酒率

三、日均酒精摄入量

江苏省 18 岁及以上饮酒者日均酒精摄入量为 21.1 g，男性高于女性，男性为 27.4 g，女性为 3.2 g；农村高于城市，农村为 27.0 g，城市为 17.2 g。

无论城乡，男性和女性日均酒精摄入量均随着年龄增长而增加，城市与农村男性饮酒者日均酒精摄入量均以 60 岁及以上年龄组最高，分别为 37.6 g 和 45.8 g，城市与农村女性饮酒者也均以 60 岁及以上年龄组最高，分别为 7.6 g 和 10.3 g。不同区域间，男性饮酒者以苏中地区 60 岁及以上年龄组日均酒精摄入量最高，为 58.4 g，苏南地区 18—44 岁年龄组日均酒精摄入量最低，为 8.5 g。见表 4-3。

从文化程度来看，城市与农村饮酒者日均酒精摄入量均随着文化程度升高而减少，在城市饮酒者中，文化程度为小学及以下、初中、高中及以上者日均酒精摄入量分别为 38.0 g、21.7 g 和 11.1 g；在农村饮酒者中，文化程度为小学及以下、初中、高中及以上者日均酒精摄入量分别为 30.8 g、28.1 g 和 16.9 g。见图 4-11。不同区域间，苏南与苏中地区饮酒者日均酒精摄入量均随着文化程度升高而减少；苏北地区饮酒者中，文化程度为初中者日均酒精摄入量最高，为 28.5 g，文化程度为高中及以上者日均酒精摄入量最低，为 22.8 g。见图 4-12。

表 4-3　2018 年江苏省不同性别、年龄、地区饮酒者日均酒精摄入量

单位：g

	年龄组	合计	城乡		区域		
			城市	农村	苏南	苏中	苏北
合计	小计	21.1	17.2	27.0	14.2	30.2	26.8
	18—44 岁	12.6	9.3	19.0	6.7	19.0	22.6
	45—59 岁	30.3	28.5	32.6	27.0	33.6	32.4
	60 岁及以上	32.8	29.5	35.9	27.6	45.5	25.8
男性	小计	27.4	22.5	34.8	18.1	39.5	35.7
	18—44 岁	16.6	12.3	24.3	8.5	25.4	30.3
	45—59 岁	39.3	36.3	43.4	34.1	45.1	42.7
	60 岁及以上	41.8	37.6	45.8	34.0	58.4	34.6
女性	小计	3.2	2.5	4.3	2.8	5.9	1.9
	18—44 岁	1.4	1.4	1.5	1.7	1.5	0.7
	45—59 岁	2.7	2.4	3.1	2.3	3.9	2.6
	60 岁及以上	9.0	7.6	10.3	9.2	14.4	3.2

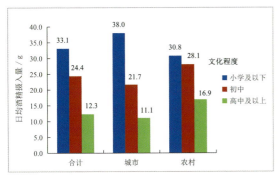

图 4-11　2018 年江苏省城乡不同文化程度饮酒者日均酒精摄入量

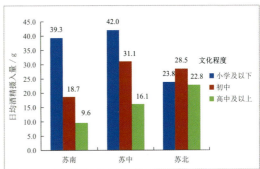

图 4-12　2018 年江苏省不同区域、不同文化程度饮酒者日均酒精摄入量

从家庭收入来看，在城市饮酒者中，日均酒精摄入量随着家庭收入水平升高而减少，低家庭收入者日均酒精摄入量最高，为 30.7 g，高家庭收入者日均酒精摄入量最低，为 13.2 g；在农村饮酒者中，低家庭收入者日均酒精摄入量最高，为 30.3 g，中家庭收入者日均酒精摄入量最低，为 21.2 g。见图 4-13。不同区域间，苏南和苏中地区饮酒者日均酒精摄入量随着家庭收入水平升高而减少；苏北地区饮酒者不同家庭收入水平的日均酒精摄入量接近，低家庭收入、中家庭收入和高家庭收入者日均酒精摄入量分别为 25.3 g、24.5 g 和 26.6 g。见图 4-14。

从职业分布来看，农民日均酒精摄入量最高，为 35.9 g；其次为离退休人员和家务人员，分别为 22.4 g 和 21.8 g；专业技术人员日均酒精摄入量最低，为 12.5 g。见图 4-15。

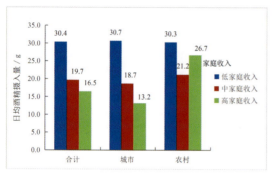

图 4-13　2018 年江苏省城乡不同家庭收入饮酒者日均酒精摄入量

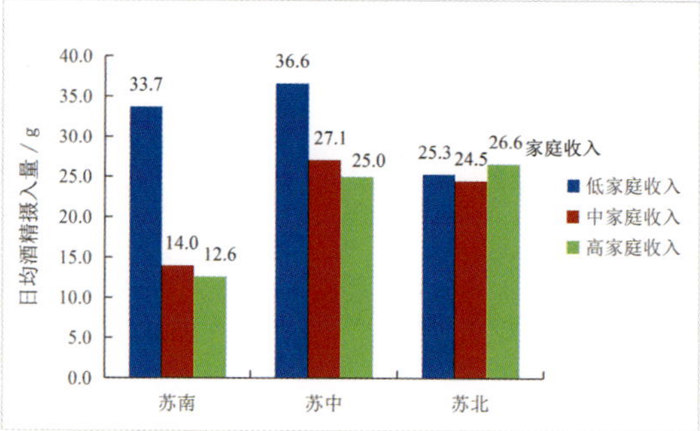

图 4-14　2018 年江苏省不同区域、不同家庭收入饮酒者日均酒精摄入量

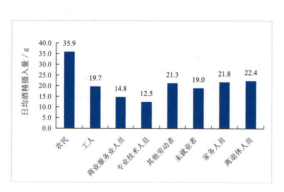

图 4-15　2018 年江苏省不同职业饮酒者日均酒精摄入量

四、危险饮酒率

江苏省 18 岁及以上饮酒者危险饮酒率为 7.5%，其中男性为 8.7%，女性为 3.5%；农村高于城市，分别为 10.1% 和 5.9%。城市男性以 45—59 岁年龄组饮酒者危险饮酒率最高，为 12.0%，18—44 岁年龄组饮酒者危险饮酒率最低，为 5.0%，城市女性饮酒者危险饮酒率随年龄增长而升高，60 岁及以上年龄组饮酒者危险饮酒率最高，为 3.6%；在农村居民中，男性和女性饮酒者危险饮酒率均随着年龄增长呈上升趋势，男性和女性饮酒者中 60 岁及以上年龄组危险饮酒率最高，分别为 14.9% 和 16.7%。不同区域间，男性饮酒者以苏中 45—59 岁年龄组危险饮酒率最高，为 17.0%；女性饮酒者以苏中 60 岁及以上年龄组危险饮酒率最高，达 22.8%。见表 4-4。

表 4-4 2018 年江苏省不同性别、年龄、地区饮酒者危险饮酒率

单位：%

	年龄组	合计	城乡		区域		
			城市	农村	苏南	苏中	苏北
合计	小计	7.5	5.9	10.1	4.9	13.5	8.4
	18—44 岁	4.9	4.1	6.7	3.1	12.2	5.0
	45—59 岁	10.4	9.9	11.0	9.3	14.8	9.6
	60 岁及以上	10.9	6.2	15.4	6.1	14.2	13.1
男性	小计	8.7	7.2	11.0	5.9	13.7	10.5
	18—44 岁	5.9	5.0	7.7	3.7	13.6	6.4
	45—59 岁	12.5	12.0	13.3	11.1	17.0	12.3
	60 岁及以上	11.0	7.0	14.9	6.5	10.8	16.7
女性	小计	3.5	1.5	6.9	1.8	12.7	1.0
	18—44 岁	1.4	1.1	2.5	1.4	4.7	0.0
	45—59 岁	2.6	1.4	3.8	1.5	7.8	1.3
	60 岁及以上	10.5	3.6	16.7	4.9	22.8	2.4

从文化程度来看,城市居民文化程度为小学及以下和初中饮酒者危险饮酒率均为 8.9%,文化程度为高中及以上饮酒者危险饮酒率为 3.7%;农村居民文化程度为小学及以下饮酒者危险饮酒率最高,为 13.9%,文化程度为初中饮酒者危险饮酒率最低,为 8.9%。见图 4-16。不同区域间,苏南地区不同文化程度饮酒者整体危险饮酒率较苏中、苏北低;苏南及苏北地区饮酒者危险饮酒率均随文化水平升高而降低;在苏中地区饮酒者中,文化程度为小学及以下饮酒者危险饮酒率最高,为 14.9%,文化程度为初中者危险饮酒率最低,为 11.5%。见图 4-17。

从家庭收入来看,在城市饮酒者中,低家庭收入者危险饮酒率最高,为 9.1%,中家庭收入和高家庭收入者危险饮酒率均为 5.3%;在农村饮酒者中,危险饮酒率随家庭收入水平升高呈上升趋势。见图 4-18。不同区域间,苏南地区饮酒者整体危险饮酒率低于苏中和苏北地区;在苏中地区,低家庭收入和中家庭收入者危险饮酒率均为 12.4%,高家庭收入者危险饮酒率最高,为 14.1%;在苏北地区,中家庭收入者危险饮酒率最高,为 12.1%,低家庭收入者危险饮酒率最低,为 7.9%。见图 4-19。

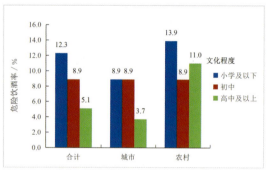

图 4-16　2018 年江苏省城乡不同文化程度饮酒者危险饮酒率

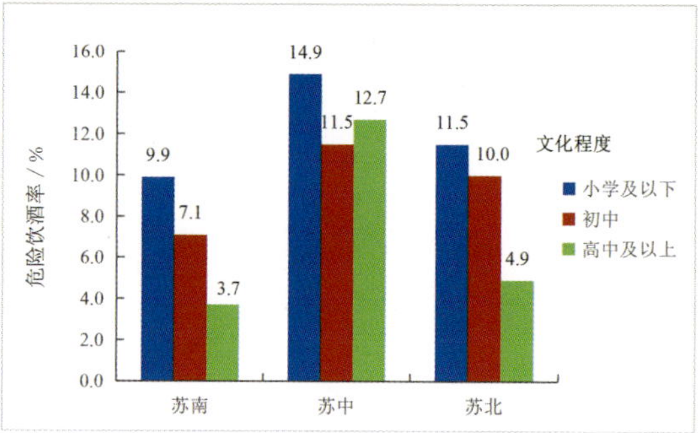

图 4-17　2018 年江苏省不同区域、不同文化程度饮酒者危险饮酒率

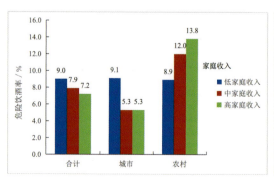

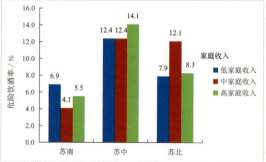

图 4-18　2018 年江苏省城乡不同家庭收入饮酒者危险饮酒率

图 4-19　2018 年江苏省不同区域、不同家庭收入饮酒者危险饮酒率

从职业分布来看，农民危险饮酒率最高，为14.0%；其次为其他劳动者和家务人员，分别为10.1%和7.4%；未就业者危险饮酒率最低，为4.7%。见图4-20。

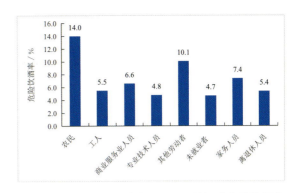

图4-20　2018年江苏省不同职业饮酒者危险饮酒率

五、有害饮酒率

江苏省18岁及以上饮酒者有害饮酒率为10.4%，其中男性高于女性，男性为13.0%，女性为1.3%；农村高于城市，农村为14.8%，城市为7.6%。男性和女性饮酒者有害饮酒率均随年龄增长而升高，在城市中，60岁及以上年龄组男性饮酒者有害饮酒率最高，为23.8%，在农村中，60岁及以上年龄组男性饮酒者有害饮酒率最高，为27.3%。不同区域间，苏中地区饮酒者有害饮酒率最高，为16.5%，其60岁及以上年龄组男性饮酒者有害饮酒率最高，达36.9%。见表4-5。

从文化程度来看，城市与农村饮酒者有害饮酒率均随着文化程度的升高而下降，城市饮酒者有害饮酒率以文化程度为小学及以下者最高，为21.9%，文化程度为高中及以上者最低，为3.5%；农村饮酒者有害饮酒率以文化程度为小学及以下者最高，为17.7%，文化程度为高中及以上者最低，为7.1%。见图4-21。不同区域间，苏南和苏中地区饮酒者有害饮酒率均随着文化程度的升高而下降，在苏南地区，文化程度为小学及以下、初中和高中及以上饮酒者有害饮酒率分别为19.5%、9.5%和2.7%；在苏中地区，文化程度为小学及以下、初中和高中及以上饮酒者有害饮酒率分别为23.0%、18.9%和5.2%；在苏北地区，文化程度为小学及以下饮酒者有害饮酒率最高，为15.9%，文化程度为初中饮酒者有害饮酒率最低，为12.1%。见图4-22。

表 4-5　2018 年江苏省不同性别、年龄、地区饮酒者有害饮酒率

单位：%

年龄组		合计	城乡		区域		
			城市	农村	苏南	苏中	苏北
合计	小计	10.4	7.6	14.8	5.7	16.5	15.1
	18—44 岁	5.0	2.4	10.5	1.2	9.8	12.5
	45—59 岁	14.5	13.5	15.9	11.5	14.1	18.4
	60 岁及以上	20.3	18.9	21.6	18.3	28.5	14.2
男性	小计	13.0	9.5	18.6	7.1	20.2	19.4
	18—44 岁	6.3	3.1	12.8	1.5	11.6	15.8
	45—59 岁	18.4	16.4	21.1	13.8	18.3	24.3
	60 岁及以上	25.6	23.8	27.3	22.5	36.9	18.3
女性	小计	1.3	1.1	1.5	1.2	2.8	0.4
	18—44 岁	0.3	0.4	0.0	0.4	0.0	0.0
	45—59 岁	0.6	1.3	0.0	1.5	0.0	0.1
	60 岁及以上	4.8	4.0	5.4	4.9	7.1	1.8

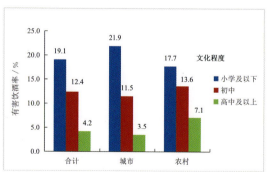

图 4-21　2018 年江苏省城乡不同文化程度饮酒者有害饮酒率

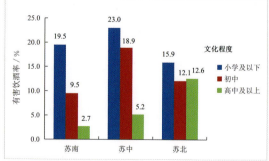

图 4-22　2018 年江苏省不同区域、不同文化程度饮酒者有害饮酒率

从家庭收入来看，城市饮酒者有害饮酒率随家庭收入水平的升高而降低，农村饮酒者有害饮酒率以低家庭收入者最高，为17.1%，中家庭收入者最低，为10.7%。见图4-23。不同区域间，苏南和苏北地区饮酒者有害饮酒率均随着家庭收入水平的升高而降低，苏南地区饮酒者有害饮酒率以低家庭收入者最高，为16.6%，高家庭收入者最低，为4.6%；苏北地区饮酒者有害饮酒率以低家庭收入者最高，为14.9%，高家庭收入者最低，为11.4%；苏中地区饮酒者有害饮酒率以低家庭收入者最高，为19.3%，中家庭收入者最低，为13.8%。见图4-24。

从职业分布来看，农民有害饮酒率最高，为20.5%；其次为离退休人员和家务人员，分别为16.5%和12.6%；商业服务业人员有害饮酒率最低，为3.9%。见图4-25。

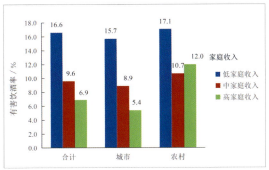

图4-23 2018年江苏省城乡不同家庭收入饮酒者有害饮酒率

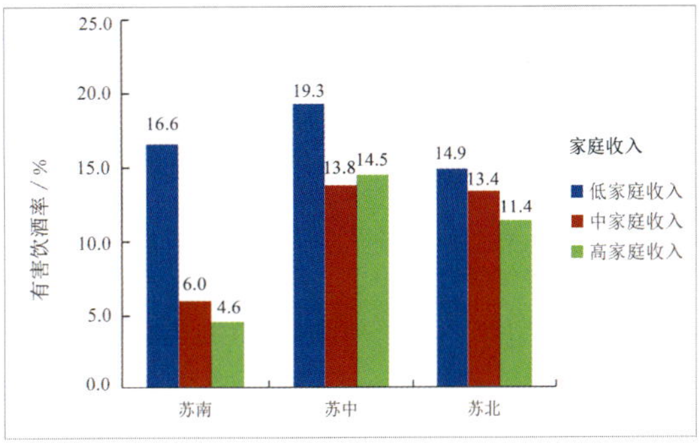

图4-24 2018年江苏省不同区域、不同家庭收入饮酒者有害饮酒率

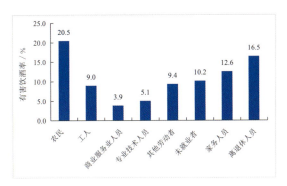

图4-25 2018年江苏省不同职业饮酒者有害饮酒率

六、一次性大量饮酒率

江苏省 18 岁及以上饮酒者一次性大量饮酒率为 36.4%，男性高于女性，男性为 45.0%，女性为 7.0%；农村高于城市，农村为 37.0%，城市为 36.1%。在男性中，农村 18—44 岁年龄组饮酒者一次性大量饮酒率最高，为 49.2%；在女性中，城市 45—59 岁年龄组饮酒者一次性大量饮酒率最高，为 10.3%。不同区域间，苏中和苏北地区男性饮酒者一次性大量饮酒率随年龄增长呈下降趋势，其中苏中地区男性 18—44 岁年龄组饮酒者一次性大量饮酒率最高，为 63.7%，苏中地区男性 60 岁及以上年龄组饮酒者一次性大量饮酒率最低，为 32.0%。见表 4-6。

表 4-6　2018 年江苏省不同性别、年龄、地区饮酒者一次性大量饮酒率

单位：%

	年龄组	合计	城乡		区域		
			城市	农村	苏南	苏中	苏北
合计	小计	36.4	36.1	37.0	33.6	42.0	38.1
	18—44 岁	38.2	36.4	42.1	32.7	56.0	41.6
	45—59 岁	39.2	40.8	37.1	39.3	37.3	39.9
	60 岁及以上	26.6	26.0	27.0	26.8	25.7	27.2
男性	小计	45.0	45.0	45.1	41.8	51.1	47.0
	18—44 岁	47.4	46.5	49.2	41.8	63.7	50.9
	45—59 岁	47.5	48.1	46.7	46.3	48.1	48.8
	60 岁及以上	33.1	31.8	34.3	32.5	32.0	34.9
女性	小计	7.0	6.4	8.0	5.8	8.8	8.1
	18—44 岁	5.9	4.5	9.7	4.5	13.9	6.2
	45—59 岁	9.0	10.3	7.5	8.7	2.1	12.3
	60 岁及以上	7.4	8.5	6.5	8.5	9.5	3.8

从文化程度来看，在城市饮酒者中，文化程度为初中者一次性大量饮酒率最高，为40.2%，文化程度为小学及以下者一次性大量饮酒率最低，为29.0%；在农村饮酒者中，一次性大量饮酒率随文化程度升高而上升，文化程度为高中及以上者一次性大量饮酒率最高，为46.1%，文化程度为小学及以下者一次性大量饮酒率最低，为33.3%。见图4-26。不同区域间，苏南地区不同文化程度饮酒者一次性大量饮酒率接近；苏中和苏北地区饮酒者一次性大量饮酒率均随着文化程度升高呈上升趋势。见图4-27。

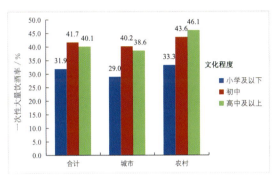

图4-26　2018年江苏省城乡不同文化程度饮酒者一次性大量饮酒率

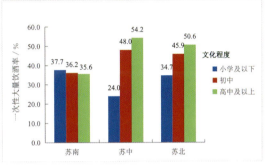

图4-27　2018年江苏省不同区域、不同文化程度饮酒者一次性大量饮酒率

从家庭收入来看，在城市饮酒者中，中家庭收入者一次性大量饮酒率最高，为43.6%，低家庭收入者一次性大量饮酒率最低，为34.7%；在农村饮酒者中，一次性大量饮酒率随家庭收入水平的升高而上升，高家庭收入者一次性大量饮酒率最高，为46.0%，低家庭收入者一次性大量饮酒率最低，为34.1%。见图4-28。不同区域间，苏南地区以中家庭收入者一次性大量饮酒率最高，为40.8%，低家庭收入和高家庭收入者一次性大量饮酒率接近，分别为33.7%和33.8%；苏中和苏北地区饮酒者一次性大量饮酒率均随着家庭收入水平的升高而上升。见图4-29。

从职业分布来看，未就业者一次性大量饮酒率最高，为46.9%；其次为其他劳动者和工人，分别为45.4%和42.3%；家务人员一次性大量饮酒率最低，为21.3%。见图4-30。

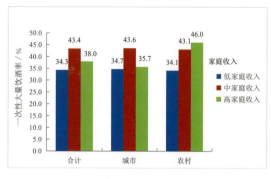

图 4-28　2018 年江苏省城乡不同家庭收入饮酒者一次性大量饮酒率

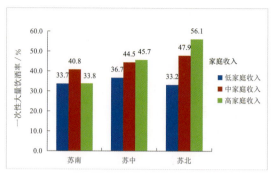

图 4-29　2018 年江苏省不同区域、不同家庭收入饮酒者一次性大量饮酒率

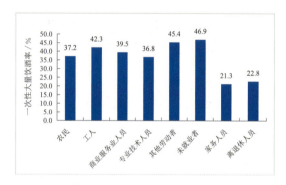

图 4-30　2018 年江苏省不同职业饮酒者一次性大量饮酒率

七、本章小结

江苏省 18 岁及以上居民 30 天内饮酒率为 32.3%，男性高于女性，城市高于农村；不同区域间以苏中地区最高（34.7%）；不同年龄组中以 45—59 岁人群最高（36.7%）；苏南和苏中居民 30 天内饮酒率随着文化程度的升高不断上升；城市与农村均以中家庭收入者 30 天内饮酒率最高，分别为 34.5% 和 37.0%；不同职业中以工人 30 天内饮酒率最高（41.8%）。

江苏省 18 岁及以上居民 12 个月内饮酒率为 43.5%，男性高于女性，城市高于农村；不同区域间以苏北最高（44.6%）；不同年龄组中以 45—59 岁人群最高（47.0%）；城市居民 12 个月内饮酒率随着文化程度的升高而上升；中家庭收入者 12 个月内饮酒率最高（45.2%）；不同职业中以工人最高（57.1%）。

江苏省 18 岁及以上饮酒者日均酒精摄入量为 21.1 g，男性高于女性，农村高于城市，不同区域间以苏中地区最高（30.2 g）；男性饮酒者中以 60 岁及以上年龄组最高（41.8 g）；城市与农村饮酒者日均酒精摄入量均随着文化程度的升高而减少；不同职业中以农民日均酒精摄入量最高（35.9 g）。

江苏省 18 岁及以上饮酒者危险饮酒率为 7.5%，男性高于女性，农村高于城市；不同区域间饮酒者危险饮酒率以苏中地区最高（13.5%）。在城市居民中，男性饮酒者在 45—59 岁年龄组危险饮酒率最高（12.0%）；在农村居民中，男性与女性饮酒者危险饮酒率均在 60 岁及以上年龄组最高，分别为 14.9% 和 16.7%。除低家庭收入人群外，在不同文化程度和不同家庭收入人群的统计中，农村饮酒者危险饮酒率均高于或等于城市，苏中饮酒者危险饮酒率均高于苏南和苏北；不同职业中以农民危险饮酒率最高（14.0%）。

江苏省 18 岁及以上饮酒者有害饮酒率为 10.4%，男性高于女性，农村高于城市；不同区域间饮酒者有害饮酒率以苏中地区最高（16.5%）；农村中以 60 岁及以上年龄组饮酒者有害饮酒率最高（21.6%）；城市与农村饮酒者有害饮酒率均随文化程度的升高而降低；在不同家庭收入的统计中，不论城乡，低家庭收入者有害饮酒率均高于中家庭收入者和高家庭收入者；不同职业中以农民有害饮酒率最高（20.5%）。

江苏省 18 岁及以上饮酒者一次性大量饮酒率为 36.4%，男性高于女性，农村高于城市；男性饮酒者以 45—59 岁年龄组最高（47.5%）；不同区域间以苏中地区饮酒者一次性大量饮酒率最高（42.0%）；苏南不同文化程度饮酒者一次性大量饮酒率接近，苏中和苏北地区一次性大量饮酒率则随着文化程度升高而上升；不同家庭收入中以中家庭收入饮酒者一次性大量饮酒率最高（43.4%）；不同职业中以未就业者一次性大量饮酒率最高（46.9%）。

第五章 膳食情况

一、相关指标定义

蔬菜、水果摄入不足：按照世界卫生组织（World Health Organization，WHO）推荐标准，平均每日摄入蔬菜、水果类少于 400 g 为摄入不足。

蔬菜、水果摄入不足率：日均蔬菜、水果摄入量不足者在调查人群中所占的比例。

红肉摄入过多：按照世界癌症研究基金会（World Cancer Research Fund International，WCRF）推荐标准，红肉平均每日摄入量超过 100 g 为摄入过多。

红肉摄入过多率：日均红肉摄入量过多者在调查人群中所占的比例。

二、蔬菜、水果摄入

（一）蔬菜、水果摄入量

江苏省 18 岁及以上居民平均每日新鲜蔬菜摄入量为 358.9 g，45—59 岁年龄组平均每日新鲜蔬菜摄入量最高，为 396.5 g，18—44 岁年龄组最低，为 334.3 g。男性略高于女性，分别为 365.7 g 和 352.2 g。城市居民平均每日新鲜蔬菜摄入量高于农村，分别为 372.5 g 和 337.8 g。苏南地区居民平均每日新鲜蔬菜摄入量最高，为 396.7 g，苏中地区最低，为 311.7 g。见表 5-1。

从文化程度来看，文化程度为初中者平均每日新鲜蔬菜摄入量最高，为 394.0 g，文化程度为小学及以下者平均每日新鲜蔬菜摄入量最低，为 355.0 g。无论城市和农村，文化程度为初中的居民平均每日新鲜蔬菜摄入量均最高。见图 5-1。随着文化程度的升高，苏南地区居民平均每日新鲜蔬菜摄入量呈下降趋势。苏中和苏北地区文化程度为初中者平均每日新鲜蔬菜摄入量均最高，文化程度为小学及以下和高中及以上者差别不大。见图 5-2。

表 5-1　2018 年江苏省不同性别、年龄、地区居民平均每日新鲜蔬菜摄入量

单位：g

	年龄组	合计	城乡		区域		
			城市	农村	苏南	苏中	苏北
合计	小计	358.9	372.5	337.8	396.7	311.7	321.5
	18—44 岁	334.3	344.0	315.4	360.5	299.8	292.0
	45—59 岁	396.5	414.1	373.4	455.6	337.4	352.8
	60 岁及以上	378.4	414.9	339.7	459.2	307.2	340.0
男性	小计	365.7	369.4	359.7	388.5	332.5	340.2
	18—44 岁	335.9	335.0	337.9	348.2	318.6	309.6
	45—59 岁	408.1	411.1	403.9	450.8	364.8	372.3
	60 岁及以上	393.8	435.7	348.2	475.2	322.7	353.4
女性	小计	352.2	375.7	317.4	405.8	295.2	304.6
	18—44 岁	332.7	353.3	294.7	374.9	286.8	277.5
	45—59 岁	384.8	417.3	343.5	460.8	313.4	333.2
	60 岁及以上	364.2	395.2	332.1	444.2	293.4	327.3

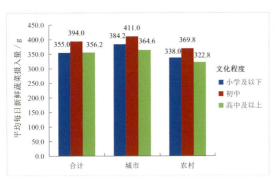

图 5-1　2018 年江苏省城乡不同文化程度居民平均每日新鲜蔬菜摄入量

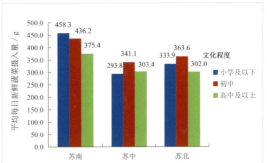

图 5-2　2018 年江苏省不同区域、不同文化程度居民平均每日新鲜蔬菜摄入量

从家庭收入来看，随着家庭收入水平的升高，平均每日新鲜蔬菜摄入量呈上升趋势，高家庭收入的居民平均每日新鲜蔬菜摄入量最高，为 375.4 g。城市高家庭收入的居民平均每日新鲜蔬菜摄入量最高，为 388.3 g，而农村中家庭收入的居民平均每日新鲜蔬菜摄入量最高，为 359.3 g。见图 5-3。

不同区域间，苏南地区低家庭收入的居民平均每日新鲜蔬菜摄入量最高，为 426.0 g，其他家庭收入的居民差别不大；苏中地区居民平均每日新鲜蔬菜摄入量随着家庭收入水平的升高呈现上升趋势；苏北地区中家庭收入的居民平均每日新鲜蔬菜摄入量最高，为 363.4 g，高家庭收入的居民最低，为 286.9 g。见图 5-4。

从职业分布来看，离退休人员平均每日新鲜蔬菜摄入量最高，为 450.1 g，农民与未就业者平均每日新鲜蔬菜摄入量较低，其中农民最低，为 328.5 g。见图 5-5。

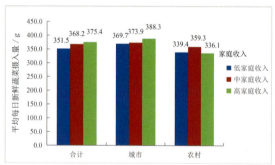

图 5-3　2018 年江苏省城乡不同家庭收入居民平均每日新鲜蔬菜摄入量

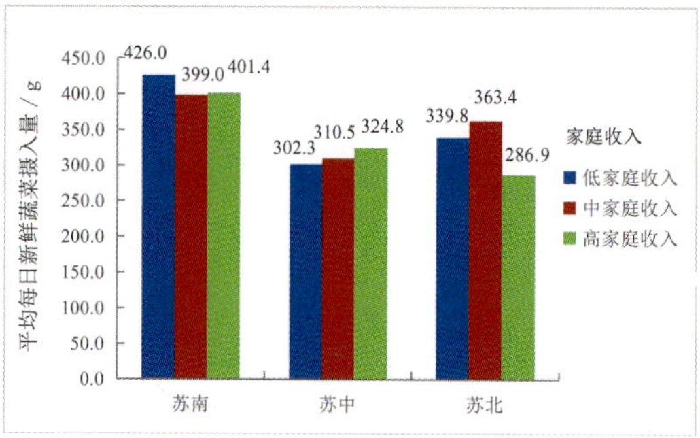

图 5-4　2018 年江苏省不同区域、不同家庭收入居民平均每日新鲜蔬菜摄入量

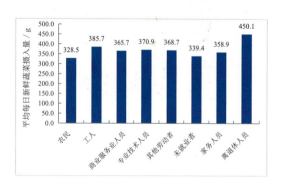

图 5-5　2018 年江苏省不同职业居民平均每日新鲜蔬菜摄入量

江苏省 18 岁及以上居民平均每日新鲜水果摄入量为 118.9 g，无论是男性还是女性，18—44 岁年龄组居民平均每日新鲜水果摄入量最高，为 148.6 g，60 岁及以上年龄组最低，为 66.6 g，且随着年龄的增长呈下降趋势。女性居民平均每日新鲜水果摄入量高于男性，分别为 134.2 g 和 103.5 g。

城市居民平均每日新鲜水果摄入量高于农村，分别为 135.6 g 和 93.4 g。苏南地区居民平均每日新鲜水果摄入量最高，为 143.8 g；苏中地区最低，为 80.3 g。见表 5-2。

表 5-2　2018 年江苏省不同性别、年龄、地区居民平均每日新鲜水果摄入量

单位：g

	年龄组	合计	城乡		区域		
			城市	农村	苏南	苏中	苏北
合计	小计	118.9	135.6	93.4	143.8	80.3	99.4
	18—44 岁	148.6	162.6	122.0	168.2	114.0	122.7
	45—59 岁	95.3	105.9	81.4	111.2	67.7	90.3
	60 岁及以上	66.6	81.7	51.0	91.1	39.2	61.1
男性	小计	103.5	115.5	84.6	122.1	65.0	90.2
	18—44 岁	129.6	139.7	109.5	142.5	88.6	116.6
	45—59 岁	76.7	80.7	71.3	86.7	59.8	72.0
	60 岁及以上	64.8	78.2	50.5	85.3	37.8	63.7
女性	小计	134.2	156.0	101.8	168.0	92.5	107.8
	18—44 岁	167.5	185.9	133.8	198.2	131.8	127.7
	45—59 岁	114.1	131.9	91.4	138.3	74.6	108.2
	60 岁及以上	68.4	85.1	51.4	96.4	40.4	58.7

从文化程度来看，无论城乡，随着文化程度的升高，居民平均每日新鲜水果摄入量均呈上升趋势。文化程度为高中及以上者平均每日新鲜水果摄入量最高，为 156.9 g；文化程度为小学及以下者最低，为 63.1 g。见图 5-6。不同区域间，苏南和苏中地区居民平均每日新鲜水果摄入量均随文化程度的升高呈上升趋势，文化程度为高中及以上者平均每日新鲜水果摄入量最高，分别为 172.0 g 和 121.1 g；苏北地区文化程度为初中者平均每日新鲜水果摄入量最高，为 116.0 g，文化程度为小学及以下者最低，为 72.7 g。见图 5-7。

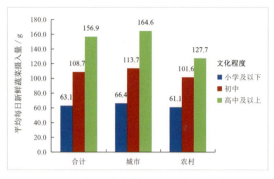

图 5-6 2018 年江苏省城乡不同文化程度居民平均每日新鲜水果摄入量

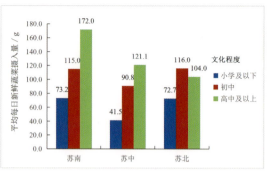

图 5-7 2018 年江苏省不同区域、不同文化程度居民平均每日新鲜水果摄入量

从家庭收入来看，随着家庭收入水平的升高，居民平均每日新鲜水果摄入量呈上升趋势，高家庭收入者平均每日新鲜水果摄入量最高，为 136.9 g。城乡之间，在城市高家庭收入者平均每日新鲜水果摄入量最高，为 150.5 g；而在农村，中家庭收入者平均每日新鲜水果摄入量最高，为 101.9 g。见图 5-8。

不同区域间，苏南地区中家庭收入者平均每日新鲜水果摄入量最低，为 113.3 g，而家庭收入水平高和低的居民之间差别不大；苏中地区低家庭收入者平均每日新鲜水果摄入量最低，为 66.6 g，而家庭收入水平高和中等的居民之间差别不大；苏北地区中家庭收入者平均每日新鲜水果摄入量最高，为 117.7 g，低家庭收入者最低，为 71.6 g。见图 5-9。

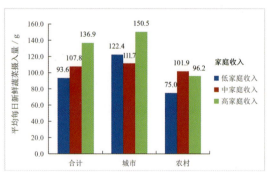

图 5-8 2018 年江苏省城乡不同家庭收入居民平均每日新鲜水果摄入量

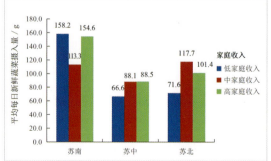

图 5-9 2018 年江苏省不同区域、不同家庭收入居民平均每日新鲜水果摄入量

从职业分布来看，专业技术人员平均每日新鲜水果摄入量最高，为 159.8 g，农民与家务人员较低，其中农民最低，为 71.6 g。见图 5-10。

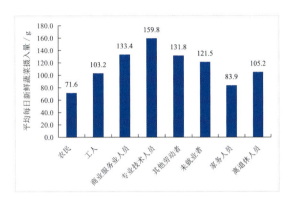

图 5-10　2018 年江苏省不同职业居民平均每日新鲜水果摄入量

（二）蔬菜、水果摄入不足率

江苏省 18 岁及以上居民新鲜蔬菜、水果摄入不足率为 43.3%，男性略高于女性，分别为 44.5% 和 42.0%；农村高于城市，分别为 50.8% 和 38.4%。不同年龄组间，18—44 岁年龄组和 45—59 岁年龄组居民新鲜蔬菜、水果摄入不足率相差不大，分别为 43.1% 和 40.3%，60 岁及以上年龄组最高，为 47.7%。不同区域间，苏中地区居民新鲜蔬菜、水果摄入不足率最高，为 57.4%，苏南最低，为 33.1%。见表 5-3。

从文化程度来看，文化程度为小学及以下者新鲜蔬菜、水果摄入不足率最高，为 51.6%，文化程度为初中和高中及以上者新鲜蔬菜、水果摄入不足率差别不大，分别为 38.6% 和 39.2%。无论城市和农村居民，文化程度为小学及以下者新鲜蔬菜、水果摄入不足率均最高，分别为 44.3% 和 55.9%，文化程度为初中者最低，分别为 34.6% 和 44.3%。见图 5-11。

不同区域间，苏南地区居民新鲜蔬菜、水果摄入不足率最低，不同文化程度居民之间差别不大；苏中地区和苏北地区文化程度为小学及以下者新鲜蔬菜、水果摄入不足率最高，分别为 63.9% 和 56.3%，文化程度为初中者新鲜蔬菜、水果摄入不足率最低，分别为 49.5% 和 46.8%。见图 5-12。

表 5-3　2018 年江苏省不同性别、年龄、地区居民新鲜蔬菜、水果摄入不足率

单位：%

	年龄组	合计	城乡		区域		
			城市	农村	苏南	苏中	苏北
合计	小计	43.3	38.4	50.8	33.1	57.4	52.3
	18—44 岁	43.1	38.8	51.6	34.7	57.2	54.6
	45—59 岁	40.3	36.3	45.5	28.5	52.9	48.4
	60 岁及以上	47.7	40.4	55.4	33.2	61.7	53.0
男性	小计	44.5	42.0	48.7	37.6	56.3	51.2
	18—44 岁	46.6	44.2	51.7	41.0	60.4	55.0
	45—59 岁	39.5	38.8	40.4	30.6	47.3	47.6
	60 岁及以上	45.5	38.7	52.8	33.1	58.8	49.0
女性	小计	42.0	34.7	52.7	28.1	58.2	53.2
	18—44 岁	39.6	33.2	51.5	27.3	54.9	54.2
	45—59 岁	41.0	33.6	50.5	26.3	57.7	49.2
	60 岁及以上	49.7	41.9	57.6	33.3	64.3	56.8

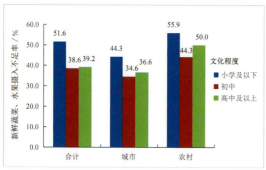

图 5-11　2018 年江苏省城乡不同文化程度居民新鲜蔬菜、水果摄入不足率　　图 5-12　2018 年江苏省不同区域、不同文化程度居民新鲜蔬菜、水果摄入不足率

从家庭收入来看，新鲜蔬菜、水果摄入不足率随家庭收入水平的升高总体呈下降趋势。城乡之间，城市中家庭收入者新鲜蔬菜、水果摄入不足率最高，为42.1%，高家庭收入者最低，为34.1%；农村低家庭收入者新鲜蔬菜、水果摄入不足率最高，为54.8%，中家庭收入者最低，为45.3%。见图5-13。

不同区域间，苏南地区中家庭收入者新鲜蔬菜、水果摄入不足率最高，为36.3%，低家庭收入者最低，为23.3%；苏中地区居民新鲜蔬菜、水果摄入不足率随家庭收入水平的升高呈下降趋势；苏北地区高家庭收入者新鲜蔬菜、水果摄入不足率最高，为61.1%，中家庭收入者最低，为44.1%。见图5-14。

从职业分布来看，农民新鲜蔬菜、水果摄入不足率最高，为56.2%，离退休人员最低，为32.1%。见图5-15。

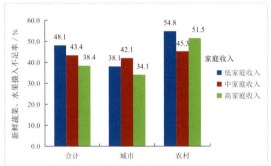

图5-13　2018年江苏省城乡不同家庭收入居民新鲜蔬菜、水果摄入不足率

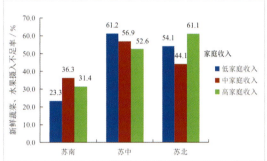

图5-14　2018年江苏省不同区域、不同家庭收入居民新鲜蔬菜、水果摄入不足率

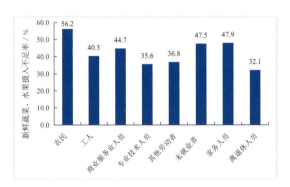

图5-15　2018年江苏省不同职业居民新鲜蔬菜、水果摄入不足率

三、红肉摄入

（一）红肉摄入量

江苏省 18 岁及以上居民平均每日红肉（猪肉、牛肉、羊肉等）摄入量为 91.8 g，无论是男性还是女性，随着年龄的增长，平均每日红肉摄入量均呈下降趋势，18—44 岁年龄组平均每日红肉摄入量最高，60 岁及以上年龄组最低。男性平均每日红肉摄入量远高于女性，分别为 121.2 g 和 62.9 g。城市居民平均每日红肉摄入量高于农村，分别为 108.7 g 和 66.0 g。苏南地区居民平均每日红肉摄入量最高，为 124.7 g；苏北地区最低，为 51.3 g。见表 5-4。

表 5-4　2018 年江苏省不同性别、年龄、地区居民平均每日红肉摄入量

单位：g

年龄组		合计	城乡		区域		
			城市	农村	苏南	苏中	苏北
合计	小计	91.8	108.7	66.0	124.7	60.7	51.3
	18—44 岁	120.0	136.6	88.2	150.6	81.5	68.0
	45—59 岁	65.1	75.6	51.3	88.9	52.9	40.5
	60 岁及以上	48.2	56.6	39.3	70.2	35.2	30.6
男性	小计	121.2	137.9	94.8	157.8	77.5	73.0
	18—44 岁	160.8	174.9	132.8	192.4	105.6	99.8
	45—59 岁	82.7	93.4	68.4	106.6	69.5	56.4
	60 岁及以上	59.4	67.8	50.5	80.6	46.7	42.9
女性	小计	62.9	79.3	38.7	87.9	47.2	31.5
	18—44 岁	79.5	97.7	46.0	102.1	64.6	41.2
	45—59 岁	47.2	57.2	34.5	69.4	38.4	24.6
	60 岁及以上	37.7	46.1	29.1	60.5	24.9	18.8

从文化程度来看，随着文化程度的升高，无论是城市还是农村，居民平均每日红肉摄入量均呈上升趋势，农村地区居民平均每日红肉摄入量低于城市地区居民。见图 5-16。

不同区域间，居民平均每日红肉摄入量均随文化程度的升高而呈上升趋势，苏南地区文化程度为高中及以上者平均每日红肉摄入量最高，为 151.6 g；苏中和苏北地区文化程度为小学及以下者平均每日红肉摄入量最低，文化程度为初中和高中及以上者差别不大。见图 5-17。

从家庭收入来看，随着家庭收入水平的升高，城市居民平均每日红肉摄入量呈上升趋势，高家庭收入者平均每日红肉摄入量最高，为 121.0 g；农村地区中家庭收入者平均每日红肉摄入量最高，为 94.9 g。见图 5-18。

不同区域间，苏南地区低家庭收入者平均每日红肉摄入量最低，为 96.3 g，家庭收入水平高和中等的居民差别不大；苏中地区高家庭收入者平均每日红肉摄入量最低，为 51.3 g，家庭收入水平中等和低的居民差别不大；苏北地区低家庭收入者平均每日红肉摄入量最低，为 45.0 g，家庭收入水平高和中等的居民差别不大。见图 5-19。

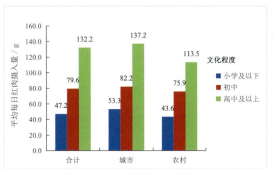

图 5-16　2018 年江苏省城乡不同文化程度居民平均每日红肉摄入量

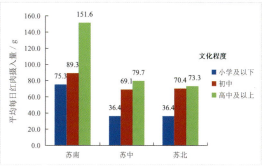

图 5-17　2018 年江苏省不同区域、不同文化程度居民平均每日红肉摄入量

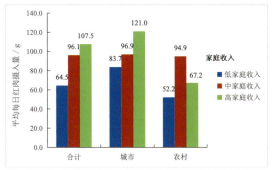

图 5-18　2018 年江苏省城乡不同家庭收入居民平均每日红肉摄入量

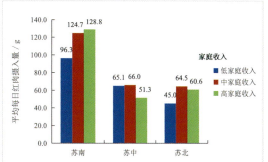

图 5-19　2018 年江苏省不同区域、不同家庭收入居民平均每日红肉摄入量

从职业分布来看，商业服务业人员平均每日红肉摄入量最高，为 146.6 g，农民平均每日红肉摄入量最低，为 43.8 g。见图 5-20。

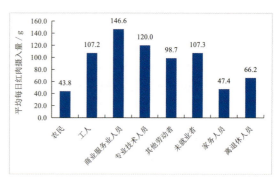

图 5-20　2018 年江苏省不同职业居民平均每日红肉摄入量

（二）红肉摄入过多率

江苏省 18 岁及以上居民每日红肉摄入过多率为 36.4%，男性远高于女性，分别为 47.1% 和 25.8%；城市高于农村，分别为 45.5% 和 22.3%。苏南地区居民每日红肉摄入过多率最高，为 51.6%，苏北最低，为 18.5%。居民每日红肉摄入过多率随年龄的增长逐渐降低，60 岁及以上年龄组最低，为 17.4%。见表 5-5。

表 5-5　2018 年江苏省不同性别、年龄、地区居民每日红肉摄入过多率

单位：%

	年龄组	合计	城乡		区域		
			城市	农村	苏南	苏中	苏北
合计	小计	36.4	45.5	22.3	51.6	20.6	18.5
	18—44 岁	48.6	58.1	30.5	62.7	28.0	26.6
	45—59 岁	24.7	31.1	16.4	36.0	17.8	13.7
	60 岁及以上	17.4	21.5	13.2	28.6	11.7	7.6
男性	小计	47.1	55.8	33.3	61.8	29.7	27.6
	18—44 岁	62.4	70.3	46.7	73.9	42.0	40.5
	45—59 岁	32.9	39.4	24.3	44.2	25.9	20.9
	60 岁及以上	22.2	26.6	17.5	34.3	16.6	11.1
女性	小计	25.8	35.1	11.9	40.2	13.4	10.2
	18—44 岁	34.9	45.6	15.2	49.8	18.2	14.9
	45—59 岁	16.4	22.5	8.6	26.9	10.8	6.7
	60 岁及以上	13.0	16.6	9.2	23.2	7.4	4.3

从文化程度来看，随着文化程度的升高，城乡居民每日红肉摄入过多率总体呈上升趋势，城市和农村居民，文化程度为高中及以上者每日红肉摄入过多率分别为55.2%和38.8%。见图5-21。不同区域间，每日红肉摄入过多率均随着文化程度的升高呈上升趋势，苏北地区文化程度为初中和高中及以上者每日红肉摄入过多率差别不大。见图5-22。

从家庭收入来看，随着家庭收入水平的升高，城乡居民每日红肉摄入过多率总体呈上升趋势；城市和农村中，高家庭收入者每日红肉摄入过多率分别为47.5%和30.0%。见图5-23。不同区域间，苏南地区和苏北地区居民每日红肉摄入过多率均随着家庭收入水平的升高呈上升趋势，苏南地区家庭收入高和中等的居民每日红肉摄入过多率差别不大，苏中地区中家庭收入者每日红肉摄入过多率最低，为18.9%，家庭收入高和低的居民之间差别不大。见图5-24。

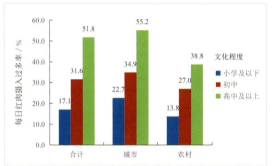

图5-21 2018年江苏省城乡不同文化程度居民每日红肉摄入过多率

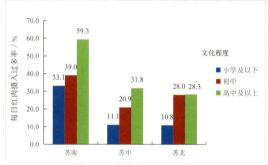

图5-22 2018年江苏省不同区域、不同文化程度居民每日红肉摄入过多率

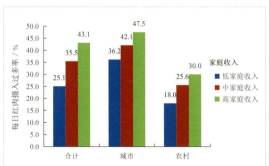

图5-23 2018年江苏省城乡不同家庭收入居民每日红肉摄入过多率

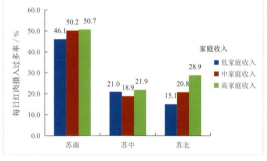

图5-24 2018年江苏省不同区域、不同家庭收入居民每日红肉摄入过多率

从职业分布来看，商业服务业人员每日红肉摄入过多率最高，为50.0%，农民最低，为15.4%。见图5-25。

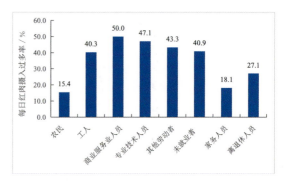

图5-25　2018年江苏省不同职业居民每日红肉摄入过多率

六、本章小结

江苏省18岁及以上居民平均每日新鲜蔬菜、水果摄入量分别为358.9 g和118.9 g，男性平均每日新鲜蔬菜摄入量高于女性，女性平均每日新鲜水果摄入量高于男性。文化程度为初中者平均每日新鲜蔬菜摄入量最高，小学及以下者平均每日新鲜蔬菜摄入量最低。随着文化程度的升高，居民平均每日新鲜水果摄入量呈上升趋势，苏南地区居民平均每日新鲜蔬菜摄入量呈下降趋势。随着家庭收入水平的升高，居民平均每日新鲜蔬菜摄入量、平均每日新鲜水果摄入量均呈上升趋势。不同职业居民中，农民平均每日新鲜蔬菜和水果摄入量最低。

江苏省18岁及以上居民新鲜蔬菜、水果摄入不足率为43.3%，男性略高于女性，农村高于城市。苏中地区居民新鲜蔬菜、水果摄入不足率最高，60岁及以上年龄组最高，文化程度为小学及以下者最高。居民新鲜蔬菜、水果摄入不足率随家庭收入水平的升高总体呈下降趋势。

江苏省18岁及以上居民平均每日红肉摄入量为91.8 g，随着年龄的增长，平均每日红肉摄入量呈下降趋势，男性平均每日红肉摄入量远高于女性，城市高于农村。苏南地区居民平均每日红肉摄入量最高。随着文化程度和家庭收入水平的升高，平均每日红肉摄入量总体呈上升趋势。不同职业居民中，商业服务业人员平均每日红肉摄入量最高，农民最低。

江苏省18岁及以上居民每日红肉摄入过多率为36.4%，男性远高于女性，城市高于农村。苏南地区居民每日红肉摄入过多率最高。随着年龄的增长，江苏省居民每日红肉摄入过多率呈下降趋势。随着文化程度和家庭收入水平的升高，城乡居民每日红肉摄入过多率均呈上升趋势。不同职业居民中，商业服务业人员每日红肉摄入过多率最高，农民最低。

第六章　身体活动

一、相关定义

每周中等强度身体活动时间：通常一周内，中等强度活动累计时间（高强度活动时间折算为中等强度时间的 2 倍），包含职业性身体活动、交通性身体活动和休闲性身体活动。本次调查只记入 1 次连续活动 10 分钟以上的身体活动。

每周中等强度身体活动时间 = 高强度活动时间 ×2+ 中等强度活动时间。

身体活动不足率：通常一周内，中等强度身体活动时间不足 150 分钟者在调查人群中所占的比例。

经常锻炼率：通常一周内，参加业余锻炼至少 3 天、每日锻炼至少 10 分钟者在调查人群中所占的比例。

从不锻炼率：通常一周内从不参加业余锻炼者在调查人群中所占的比例。

每日总静态行为时间：通常一天内，在清醒状态下，安静地坐着、靠着或躺着的时间（包括坐着工作、学习、阅读、看电视、使用电脑、使用手机、休息等静态行为）。

每日业余静态行为时间：通常一天的业余时间当中安静地坐着、靠着或躺着看电视、使用电脑、使用手机、阅读等静态行为的时间。

每日业余屏幕时间：通常一天的业余时间当中在屏幕前安静地坐着、靠着或躺着看屏幕的时间，包括看电视、使用电脑、玩电子游戏、使用手机等。

每日睡眠时间：通常一天内，夜间或日间睡眠的总时间。

失眠者：过去 30 天内，每周至少 3 天出现入睡困难、中间觉醒 2 次或以上、服药帮助睡眠、早醒且难以再次入睡中任意一种失眠症状的调查对象。

失眠率：使用睡眠情况量表测得的失眠者在调查人群中所占的比例。

二、身体活动情况

（一）每周中等强度身体活动时间

江苏省18岁及以上居民平均每周中等强度身体活动时间为18.8小时，职业性身体活动、交通性身体活动和休闲性身体活动时间分别为14.2小时、2.8小时和1.8小时，男性和女性分别为20.1小时和17.5小时，18—44岁年龄组、45—59岁年龄组和60岁及以上年龄组分别为14.9小时、25.3小时和21.1小时。不同身体活动类型，均为男性多于女性，18—44岁年龄组休闲性身体活动时间最长，45—59岁年龄组职业性身体活动时间最长，60岁及以上年龄组交通性身体活动时间最长。

城市和农村居民平均每周中等强度身体活动时间分别为14.2小时和25.9小时。苏南、苏中和苏北地区居民平均每周中等强度身体活动时间分别为13.3小时、19.3小时和29.1小时。

从文化程度来看，文化程度为小学及以下、初中和高中及以上者平均每周中等强度身体活动时间分别为29.2小时、19.6小时和11.7小时。从家庭收入来看，平均每周中等强度身体活动时间在低、中、高家庭收入人群中分别为23.9小时、18.8小时和15.3小时。平均每周中等强度身体活动时间随文化程度和家庭收入水平的升高而减少。

从职业分布来看，农民平均每周中等强度身体活动时间最长（37.3小时），其次为工人（22.7小时），专业技术人员最短（12.9小时）。见表6-1。

（二）身体活动不足率

江苏省18岁及以上居民身体活动不足率为23.9%，男性和女性分别为25.8%和22.0%，18—44岁年龄组、45—59岁年龄组和60岁及以上年龄组分别为26.3%、19.5%和23.0%。男性和女性均以18—44岁年龄组最高（分别为27.2%和25.4%），男性以60岁及以上年龄组最低（23.0%），女性以45—59岁年龄组最低（14.1%）。

城市和农村居民身体活动不足率分别为22.5%和26.0%。无论男性和女性，农村居民身体活动不足率均高于城市。

苏南、苏中和苏北地区居民身体活动不足率分别为22.4%、33.9%和19.3%。男性和女性均以苏中地区最高，分别为34.8%和33.2%，男性以苏北地区最低（18.7%），女性以苏南地区最低（18.3%）。各个年龄组均以苏中地区最高，18—44岁年龄组以苏北地区最低（17.9%），45—59岁年龄组和60岁及以上年龄组以苏南地区最低，分别为16.5%和16.8%。见表6-2。

表 6-1　2018 年江苏省不同人群居民平均每周中等强度身体活动时间

单位：小时

项目	类别	活动类型			合计
		职业性身体活动	交通性身体活动	休闲性身体活动	
	合计	14.2	2.8	1.8	18.8
性别	男	14.7	3.1	2.3	20.1
	女	13.7	2.6	1.3	17.5
年龄	18—44 岁	10.1	2.7	2.1	14.9
	45—59 岁	21.0	2.8	1.5	25.3
	≥60 岁	16.7	3.2	1.3	21.1
城乡	城镇	8.9	3.1	2.2	14.2
	乡村	22.3	2.5	1.1	25.9
区域	苏南	8.1	2.9	2.3	13.3
	苏中	15.7	2.5	1.1	19.3
	苏北	25.0	2.9	1.2	29.1
文化程度	小学及以下	25.4	2.8	0.9	29.2
	初中	15.5	2.7	1.4	19.6
	高中及以上	6.2	3.0	2.6	11.7
家庭收入	低	19.9	2.7	1.3	23.9
	中	13.7	3.4	1.7	18.8
	高	10.7	2.5	2.1	15.3
职业	农民	33.1	3.2	1.0	37.3
	工人	19.0	1.8	1.9	22.7
	商业服务业人员	10.9	2.4	2.2	15.5
	专业技术人员	8.2	2.4	2.2	12.9
	其他劳动者	11.2	2.8	2.1	16.2
	未就业者	9.7	4.0	1.9	15.6
	家务人员	13.2	2.2	0.6	16.1
	离退休人员	8.3	4.3	2.1	14.7

表 6-2 2018 年江苏省不同性别、年龄、地区居民身体活动不足率

单位：%

	年龄组	合计	城乡		区域		
			城市	农村	苏南	苏中	苏北
合计	小计	23.9	22.5	26.0	22.4	33.9	19.3
	18—44 岁	26.3	26.1	26.7	25.9	39.3	17.9
	45—59 岁	19.5	17.1	22.6	16.5	28.0	18.4
	60 岁及以上	23.0	17.7	28.6	16.8	30.7	23.9
男性	小计	25.8	25.3	26.5	26.2	34.8	18.7
	18—44 岁	27.2	27.4	26.8	28.8	41.5	13.2
	45—59 岁	24.7	23.6	26.2	23.0	31.6	23.4
	60 岁及以上	23.0	20.1	26.1	19.2	28.5	22.8
女性	小计	22.0	19.7	25.5	18.3	33.2	19.9
	18—44 岁	25.4	24.8	26.6	22.7	37.8	21.9
	45—59 岁	14.1	10.3	18.9	9.2	24.8	13.6
	60 岁及以上	23.1	15.4	30.9	14.5	32.7	25.0

从文化程度来看，身体活动不足率最高是文化程度为初中者（26.6%），最低是文化程度为小学及以下者（21.6%）。见图 6-1。苏中地区文化程度为初中者身体活动不足率最高（38.4%），苏北地区文化程度为小学及以下者身体活动不足率最低（16.7%）。见图 6-2。

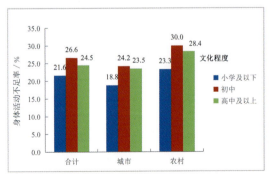

图 6-1 2018 年江苏省城乡不同文化程度居民身体活动不足率

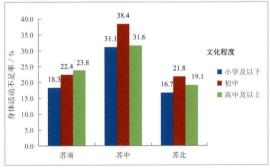

图 6-2 2018 年江苏省不同区域、不同文化程度居民身体活动不足率

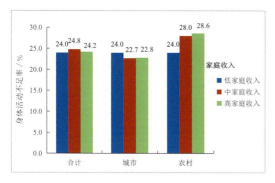

图 6-3 2018 年江苏省城乡不同家庭收入居民身体活动不足率

从家庭收入来看，身体活动不足率在低、中、高家庭收入人群中相近，分别为 24.0%、24.8% 和 24.2%。见图 6-3。身体活动不足率以苏中地区中家庭收入者最高（36.6%），苏北地区高家庭收入者最低（17.9%）。见图 6-4。

从职业分布来看，专业技术人员身体活动不足率最高（30.0%），其次为其他劳动者（29.1%），离退休人员最低（13.2%）。见图 6-5。

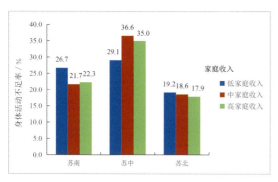

图 6-4 2018 年江苏省不同区域、不同家庭收入居民身体活动不足率

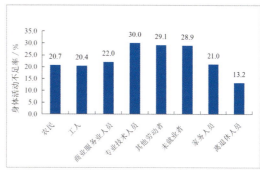

图 6-5 2018 年江苏省不同职业居民身体活动不足率

三、业余锻炼情况

（一）经常锻炼率

江苏省 18 岁及以上居民经常锻炼率为 22.3%，男性和女性分别为 26.0% 和 18.6%，18—44 岁年龄组、45—59 岁年龄组和 60 岁及以上年龄组分别为 25.9%、19.9% 和 15.3%，无论男性和女性，经常锻炼率均随年龄增长而降低。

城市和农村居民经常锻炼率分别为 28.2% 和 13.3%。无论男性和女性，城市居民经常锻炼率均高于农村。

苏南、苏中和苏北地区居民经常锻炼率分别为29.1%、16.4%和13.5%。男性和女性均以苏南地区最高，分别为32.0%和25.9%；以苏北地区最低，分别为16.4%和10.9%。各个年龄组均以苏南地区最高，18—44岁年龄组和45—59岁年龄组以苏北地区最低，分别为13.1%和14.8%，60岁及以上年龄组以苏中地区最低（10.9%）。见表6-3。

表6-3　2018年江苏省不同性别、年龄、地区居民经常锻炼率

单位：%

	年龄组	合计	城乡		区域		
			城市	农村	苏南	苏中	苏北
合计	小计	22.3	28.2	13.3	29.1	16.4	13.5
	18—44岁	25.9	31.7	14.9	32.4	20.3	13.1
	45—59岁	19.9	24.5	13.9	25.6	15.9	14.8
	60岁及以上	15.3	20.8	9.7	20.7	10.9	12.5
男性	小计	26.0	32.3	16.1	32.0	21.4	16.4
	18—44岁	31.3	37.5	18.8	36.2	30.1	16.9
	45—59岁	21.0	25.1	15.5	25.4	18.2	16.4
	60岁及以上	17.8	23.8	11.5	23.3	12.6	15.4
女性	小计	18.6	24.0	10.7	25.9	12.4	10.9
	18—44岁	20.6	25.8	11.1	28.0	13.4	9.9
	45—59岁	18.8	23.8	12.4	25.7	13.8	13.1
	60岁及以上	13.1	18.0	8.0	18.2	9.3	9.6

从文化程度来看，经常锻炼率随文化程度的升高而上升，最高是文化程度为高中及以上者（31.9%），最低是文化程度为小学及以下者（11.2%）。见图6-6。苏南地区文化程度为高中及以上者经常锻炼率最高（35.0%），苏中地区文化程度为小学及以下者经常锻炼率最低（9.2%）。见图6-7。

从家庭收入来看，经常锻炼率随家庭收入水平的升高而上升，在低、中、高家庭收入人群中的经常锻炼率分别为14.4%、21.6%和27.8%。见图6-8。经常锻炼率以苏南地区高家庭收入者最高（32.5%），苏北地区低家庭收入者最低（13.5%）。见图6-9。

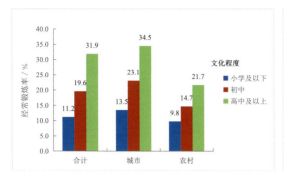

图 6-6 2018 年江苏省城乡不同文化程度居民经常锻炼率

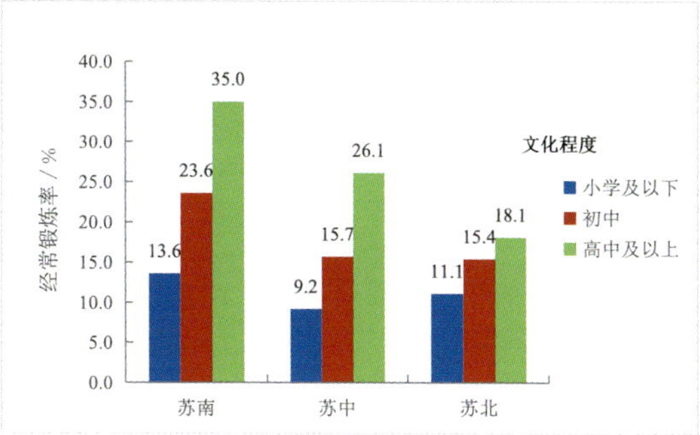

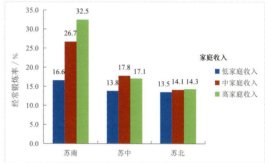

图 6-7 2018 年江苏省不同区域、不同家庭收入居民经常锻炼率

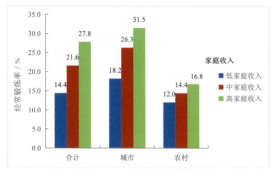

图 6-8 2018 年江苏省城乡不同家庭收入居民经常锻炼率

图 6-9 2018 年江苏省不同区域、不同家庭收入居民经常锻炼率

从职业分布来看，专业技术人员经常锻炼率最高（28.4%），其次为离退休人员（28.1%），家务人员最低（12.2%）。见图6-10。

（二）从不锻炼率

江苏省 18 岁及以上居民从不锻炼率为 70.4%，男性和女性分别为 65.9% 和 74.9%，18—44 岁年龄组、45—59 岁年龄组和 60 岁及以上年龄组分别为

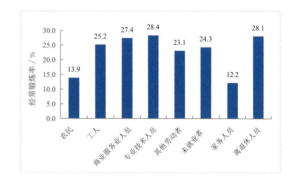

图 6-10 2018 年江苏省不同职业居民经常锻炼率

63.6%、75.5% 和 82.9%，男性和女性从不锻炼率均随年龄增长而上升。

城市和农村居民从不锻炼率分别为 63.0% 和 81.8%。无论男性和女性，农村居民从不锻炼率均高于城市。

苏南、苏中和苏北地区居民从不锻炼率分别为 61.7%、79.4% 和 80.6%。男性和女性均以苏北地区最高，分别为 75.5% 和 85.2%；以苏南地区最低，分别为 58.7% 和 65.0%。18—44 岁年龄组和 45—59 岁年龄组以苏北地区最高，分别为 78.5% 和 81.3%；60 岁及以上年龄组以苏中地区最高（88.5%），各个年龄组均以苏南地区最低。见表 6-4。

表 6-4　2018 年江苏省不同性别、年龄、地区居民从不锻炼率

单位：%

	年龄组	合计	城乡		区域		
			城市	农村	苏南	苏中	苏北
合计	小计	70.4	63.0	81.8	61.7	79.4	80.6
	18—44 岁	63.6	55.7	78.8	54.9	74.3	78.5
	45—59 岁	75.5	71.0	81.5	70.0	78.2	81.3
	60 岁及以上	82.9	77.8	88.2	77.8	88.5	84.1
男性	小计	65.9	58.5	77.6	58.7	74.0	75.5
	18—44 岁	57.1	49.4	72.3	51.3	63.7	70.6
	45—59 岁	73.8	69.6	79.5	69.7	75.4	78.8
	60 岁及以上	80.4	75.2	85.8	75.7	86.5	80.5
女性	小计	74.9	67.6	85.8	65.0	83.8	85.2
	18—44 岁	70.0	62.0	84.8	59.1	81.7	85.2
	45—59 岁	77.2	72.4	83.4	70.3	80.6	83.8
	60 岁及以上	85.2	80.2	90.3	79.7	90.3	87.6

从文化程度来看，从不锻炼率随文化程度的升高而下降，最高是文化程度为小学及以下者（85.2%），最低是文化程度为高中及以上者（57.1%）。见图 6-11。苏中地区文化程度为小学及以下者从不锻炼率最高（89.2%），苏南地区文化程度为高中及以上者从不锻炼率最低（53.0%）。见图 6-12。

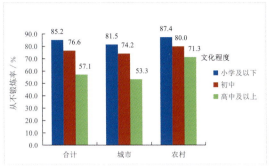

图 6-11 2018 年江苏省城乡不同文化程度居民从不锻炼率

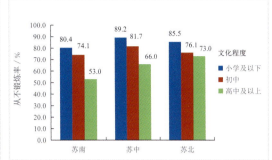

图 6-12 2018 年江苏省不同区域、不同文化程度居民从不锻炼率

从家庭收入来看，从不锻炼率随家庭收入水平的升高而降低，在低、中、高家庭收入人群中的从不锻炼率分别为 80.0%、72.5% 和 64.0%。见图 6-13。从不锻炼率以苏中地区低家庭收入者最高（85.1%），苏南地区高家庭收入者最低（58.2%）。见图 6-14。

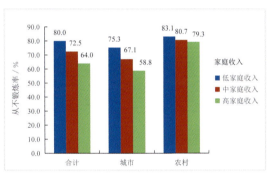

图 6-13 2018 年江苏省城乡不同家庭收入居民从不锻炼率

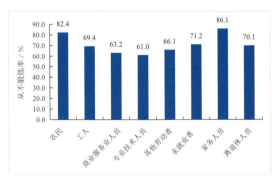

图 6-15 2018 年江苏省不同职业居民从不锻炼率

从职业分布来看，家务人员从不锻炼率最高（86.1%），其次为农民（82.4%），专业技术人员最低（61.0%）。见图 6-15。

四、静态行为

（一）平均每日总静态行为时间

江苏省 18 岁及以上居民平均每日总静态行为时间为 4.9 小时，男性和女性分别为 5.0 小时和 4.8 小时，18—44 岁年龄组、45—59 岁年龄组和 60 岁及以上年龄组分别为 5.9 小时、3.8 小时和 3.6 小时。无论男性和女性，平均每日总静态行为时间均随年龄增长而减少。

城市和农村居民平均每日总静态行为时间分别为 5.5 小时和 4.0 小时。无论男性和女性，城市居民平均每日总静态行为时间均多于农村。

苏南、苏中和苏北地区居民平均每日总静态行为时间分别为 5.6 小时、4.2 小时和 4.2 小时。男性和女性均以苏南地区最长，分别为 5.7 小时和 5.5 小时，男性以苏中地区最短（4.1 小时），女性以苏北地区最短（4.1 小时）。各个年龄组均以苏南地区最长，18—44 岁年龄组和 45—59 岁年龄组以苏北地区最短，分别为 5.0 小时和 3.3 小时，60 岁及以上年龄组以苏中地区最短（3.3 小时）。见表 6-5。

表 6-5 2018 年江苏省不同性别、年龄、地区居民平均每日总静态行为时间

单位：小时

	年龄组	合计	城乡		区域		
			城市	农村	苏南	苏中	苏北
合计	小计	4.9	5.5	4.0	5.6	4.2	4.2
	18—44 岁	5.9	6.5	4.8	6.5	5.2	5.0
	45—59 岁	3.8	4.1	3.3	4.2	3.5	3.3
	60 岁及以上	3.6	3.9	3.3	4.0	3.3	3.5
男性	小计	5.0	5.6	4.0	5.7	4.1	4.2
	18—44 岁	5.9	6.6	4.6	6.5	4.8	5.0
	45—59 岁	3.9	4.3	3.5	4.2	3.7	3.7
	60 岁及以上	3.8	4.1	3.5	4.2	3.5	3.6
女性	小计	4.8	5.3	4.1	5.5	4.3	4.1
	18—44 岁	5.9	6.4	5.1	6.5	5.5	5.0
	45—59 岁	3.6	3.9	3.1	4.1	3.3	3.0
	60 岁及以上	3.5	3.7	3.2	3.7	3.1	3.4

从文化程度来看，平均每日总静态行为时间随文化程度的升高而增加，最长是文化程度为高中及以上者（6.2小时），最短是文化程度为小学及以下者（3.5小时）。见图6-16。苏南地区文化程度为高中及以上者平均每日总静态行为时间最长（6.4小时），苏中和苏北地区文化程度为小学及以下者最短，均为3.3小时。见图6-17。

从家庭收入来看，平均每日总静态行为时间随家庭收入水平的升高而增加，在低、中、高家庭收入人群中的平均每日总静态行为时间分别为3.9小时、5.0小时和5.5小时。见图6-18。平均每日总静态行为时间以苏南地区中、高家庭收入人群最长（均为5.7小时），苏北地区低家庭收入者最短（3.6小时）。见图6-19。

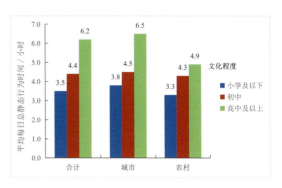

图6-16　2018年江苏省城乡不同文化程度居民平均每日总静态行为时间

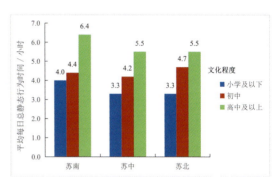

图6-17　2018年江苏省不同区域、不同文化程度居民平均每日总静态行为时间

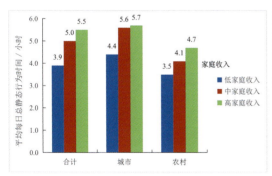

图6-18　2018年江苏省城乡不同家庭收入居民平均每日总静态行为时间

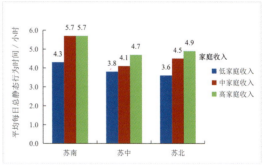

图6-19　2018年江苏省不同区域、不同家庭收入居民平均每日总静态行为时间

从职业分布来看，专业技术人员平均每日总静态行为时间最长（6.2小时），其次为未就业者（5.8小时），农民最短（3.1小时）。见图6-20。

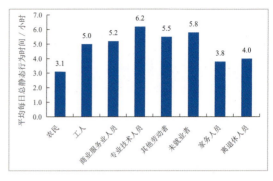

图6-20 2018年江苏省不同职业居民平均每日总静态行为时间

（二）平均每日业余静态行为时间

江苏省18岁及以上居民平均每日业余静态行为时间为3.3小时，男性和女性分别为3.4小时和3.1小时，18—44岁年龄组、45—59岁年龄组和60岁及以上年龄组分别为4.2小时、2.4小时和1.9小时，男性和女性平均每日业余静态行为时间均随年龄增长而减少。

城市和农村居民平均每日业余静态行为时间分别为3.8小时和2.5小时，无论男性和女性，城市居民平均每日业余静态行为时间均多于农村。

苏南、苏中和苏北地区居民平均每日业余静态行为时间分别为3.8小时、2.5小时和2.7小时。男性和女性均以苏南地区最长（分别为3.9小时和3.8小时），苏中地区最短（分别为2.7小时和2.3小时）。各个年龄组均以苏南地区最长，18—44岁年龄组和60岁及以上年龄组以苏中地区最短，分别为3.5小时和1.3小时；45—59岁年龄组以苏北地区最短（1.9小时）。见表6-6。

从文化程度来看，平均每日业余静态行为时间随文化程度的升高而增加，最长是文化程度为高中及以上者（4.5小时），最短是文化程度为小学及以下者（1.7小时）。见图6-21。苏南地区文化程度为高中及以上者平均每日业余静态行为时间最长（4.7小时），苏中地区小学及以下文化程度者平均每日业余静态行为时间最短（1.3小时）。见图6-22。

从家庭收入来看，平均每日业余静态行为时间随家庭收入水平的升高而增加，在低、中、高家庭收入人群中的平均每日业余静态行为时间分别为2.2小时、3.2小时和3.8小时。见图6-23。平均每日业余静态行为时间以苏南地区高家庭收入者最长（4.1小时），苏中和苏北地区低家庭收入者最短（均为2.1小时）。见图6-24。

从职业分布来看，专业技术人员平均每日业余静态行为时间最长（4.2小时），其次为未就业者（4.0小时），农民最短（1.7小时）。见图6-25。

表 6-6 2018 年江苏省不同性别、年龄、地区居民平均每日业余静态行为时间

单位：小时

	年龄组	合计	城乡		区域		
			城市	农村	苏南	苏中	苏北
合计	小计	3.3	3.8	2.5	3.8	2.5	2.7
	18—44 岁	4.2	4.6	3.3	4.5	3.5	3.7
	45—59 岁	2.4	2.7	2.0	2.8	2.0	1.9
	60 岁及以上	1.9	2.3	1.4	2.4	1.3	1.6
男性	小计	3.4	3.9	2.7	3.9	2.7	2.9
	18—44 岁	4.2	4.6	3.5	4.5	3.8	3.7
	45—59 岁	2.7	2.9	2.4	3.0	2.3	2.3
	60 岁及以上	2.2	2.7	1.7	2.8	1.6	1.9
女性	小计	3.1	3.7	2.2	3.8	2.3	2.5
	18—44 岁	4.1	4.6	3.2	4.6	3.3	3.6
	45—59 岁	2.1	2.4	1.6	2.6	1.7	1.6
	60 岁及以上	1.5	2.0	1.1	2.1	1.1	1.2

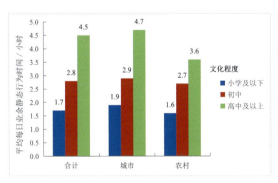

图 6-21 2018 年江苏省城乡不同文化程度居民平均每日业余静态行为时间

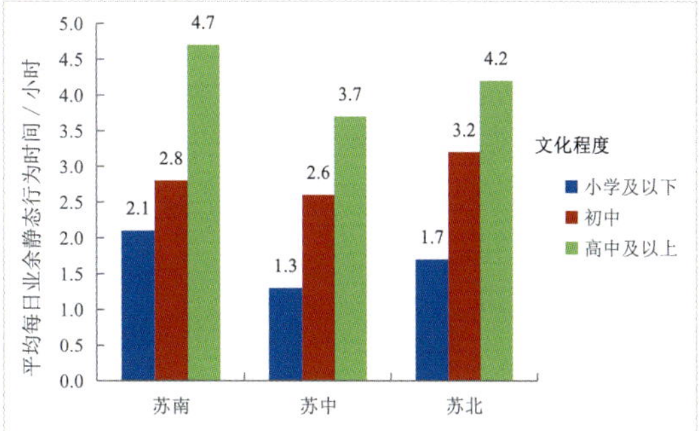

图 6-22 2018 年江苏省不同区域、不同文化程度居民平均每日业余静态行为时间

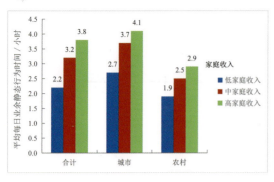

图 6-23 2018 年江苏省城乡不同家庭收入居民平均每日业余静态行为时间

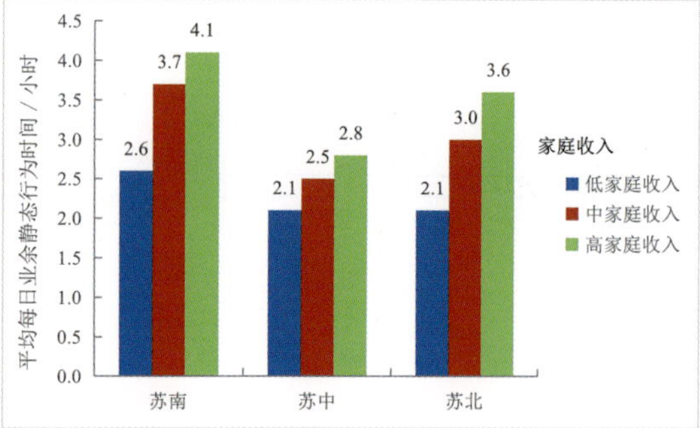

图 6-24 2018 年江苏省不同区域、不同家庭收入居民平均每日业余静态行为时间

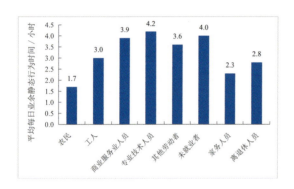

图 6-25 2018 年江苏省不同职业居民平均每日业余静态行为时间

（三）平均每日业余屏幕时间

江苏省 18 岁及以上居民平均每日业余屏幕时间为 3.1 小时，男性和女性分别为 3.3 小时和 3.0 小时，18—44 岁年龄组、45—59 岁年龄组和 60 岁及以上年龄组分别为 4.0 小时、2.3 小时和 1.7 小时，男性和女性平均每日业余屏幕时间均随年龄增长而减少。

城市和农村居民平均每日业余屏幕时间分别为 3.6 小时和 2.4 小时。无论男性和女性，城市居民平均每日业余屏幕时间均多于农村。

苏南、苏中和苏北地区居民平均每日业余屏幕时间分别为 3.7 小时、2.4 小时和 2.6 小时。男性和女性均以苏南地区最长（分别为 3.7 小时和 3.6 小时），苏中地区最短（分别为 2.6 小时和 2.2 小时）。各个年龄组均以苏南地区最长，18—44 岁年龄组和 60 岁及以上年龄组以苏中地区最短，分别为 3.4 小时和 1.3 小时。见表 6-7。

表 6-7　2018 年江苏省不同性别、年龄、地区居民平均每日业余屏幕时间

单位：小时

年龄组		合计	城乡		区域		
			城市	农村	苏南	苏中	苏北
合计	小计	3.1	3.6	2.4	3.7	2.4	2.6
	18—44 岁	4.0	4.4	3.2	4.3	3.4	3.5
	45—59 岁	2.3	2.6	1.9	2.7	1.9	1.9
	60 岁及以上	1.7	2.2	1.3	2.3	1.3	1.5
男性	小计	3.3	3.7	2.6	3.7	2.6	2.8
	18—44 岁	4.0	4.4	3.4	4.3	3.6	3.6
	45—59 岁	2.6	2.8	2.3	2.9	2.2	2.2
	60 岁及以上	2.0	2.5	1.6	2.6	1.5	1.8
女性	小计	3.0	3.5	2.2	3.6	2.2	2.4
	18—44 岁	3.9	4.4	3.1	4.4	3.2	3.5
	45—59 岁	2.0	2.4	1.5	2.5	1.6	1.6
	60 岁及以上	1.5	1.9	1.1	2.0	1.1	1.2

从文化程度来看，平均每日业余屏幕时间随文化程度的升高而增加，最长是文化程度为高中及以上者（4.2 小时），最短是文化程度为小学及以下者（1.7 小时）。见图 6-26。苏南地区文化程度为高中及以上者平均每日业余屏幕时间最长（4.4 小时），苏中地区文化程度为小学及以下者平均每日业余屏幕时间最短（1.3 小时）。见图 6-27。

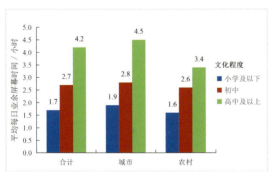

图 6-26　2018 年江苏省城乡不同文化程度居民平均每日业余屏幕时间

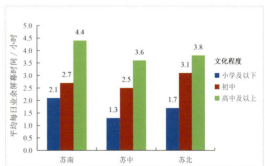

图 6-27　2018 年江苏省不同区域、不同文化程度居民平均每日业余屏幕时间

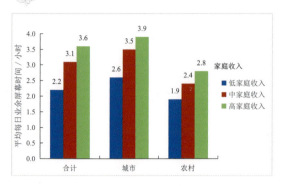

图 6-28　2018 年江苏省城乡不同家庭收入居民平均每日业余屏幕时间

从家庭收入来看，平均每日业余屏幕时间随家庭收入水平的升高而增加，在低、中、高家庭收入人群中的平均每日业余屏幕时间分别为 2.2 小时、3.1 小时和 3.6 小时。见图 6-28。平均每日业余屏幕时间以苏南地区高家庭收入者最长（3.9 小时），苏中和苏北地区低家庭收入者最短（均为 2.0 小时）。见图 6-29。

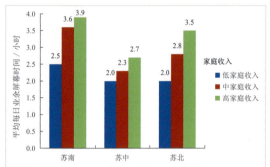

图 6-29　2018 年江苏省不同区域、不同家庭收入居民平均每日业余屏幕时间

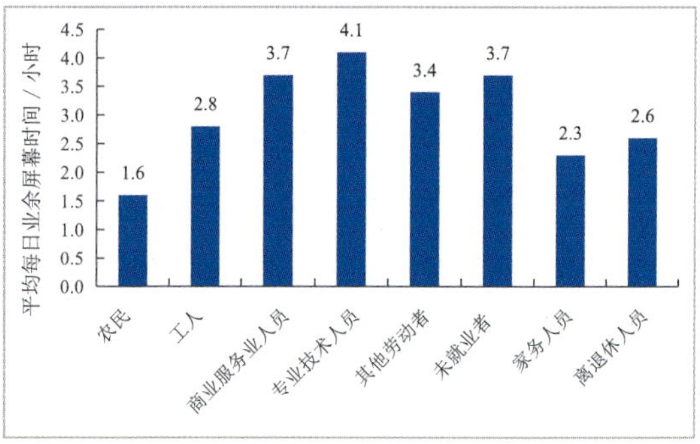

图 6-30　2018 年江苏省不同职业居民平均每日业余屏幕时间

从职业分布来看，专业技术人员平均每日业余屏幕时间最长（4.1 小时），其次为商业服务业人员和未就业者（均为 3.7 小时），农民最短（1.6 小时）。见图 6-30。

五、睡眠情况

（一）平均每日睡眠时间

江苏省 18 岁及以上居民平均每日睡眠时间为 7.5 小时，男性和女性分别为 7.4 小时和 7.5 小时，18—44 岁年龄组、45—59 岁年龄组和 60 岁及以上年龄组分别为 7.6 小时、7.3 小时和 7.4 小时。

城市和农村居民平均每日睡眠时间分别为 7.4 小时和 7.6 小时。无论男性和女性，城市居民平均每日睡眠时间均比农村居民短。

苏南、苏中和苏北地区居民平均每日睡眠时间分别为 7.4 小时、7.5 小时和 7.6 小时。不同性别苏南、苏中和苏北地区居民平均每日睡眠时间在 7.4—7.7 小时之间波动。见表 6-8。

表 6-8　2018 年江苏省不同性别、年龄、地区居民平均每日睡眠时间

单位：小时

	年龄组	合计	城乡		区域		
			城市	农村	苏南	苏中	苏北
合计	小计	7.5	7.4	7.6	7.4	7.5	7.6
	18—44 岁	7.6	7.6	7.7	7.6	7.5	7.8
	45—59 岁	7.3	7.2	7.3	7.2	7.3	7.4
	60 岁及以上	7.4	7.2	7.7	7.1	7.7	7.6
男性	小计	7.4	7.4	7.6	7.4	7.5	7.5
	18—44 岁	7.5	7.4	7.7	7.5	7.3	7.8
	45—59 岁	7.2	7.2	7.3	7.2	7.4	7.2
	60 岁及以上	7.5	7.4	7.7	7.3	7.7	7.7
女性	小计	7.5	7.5	7.6	7.4	7.6	7.7
	18—44 岁	7.7	7.7	7.7	7.7	7.7	7.8
	45—59 岁	7.3	7.3	7.4	7.2	7.3	7.5
	60 岁及以上	7.3	7.0	7.6	6.8	7.7	7.5

从文化程度来看，文化程度为小学及以下和高中及以上者平均每日睡眠时间相等（7.5 小时），初中者略短（7.4 小时）。见图 6-31。苏中和苏北地区文化程度为小学及以下者平均每日睡眠时间最长（7.7 小时），苏南地区文化程度为小学及以下者平均每日睡眠时间最短（7.2 小时）。见图 6-32。

从家庭收入来看，平均每日睡眠时间均为 7.5 小时。见图 6-33。平均每日睡眠时间以苏北地区中家庭收入者最长（7.7 小时），苏南地区低家庭收入者最短（7.2 小时）。见图 6-34。

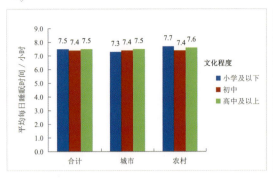

图 6-31　2018 年江苏省城乡不同文化程度居民平均每日睡眠时间

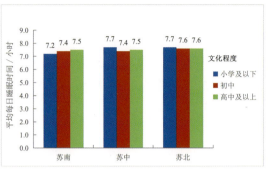

图 6-32　2018 年江苏省不同区域、不同文化程度居民平均每日睡眠时间

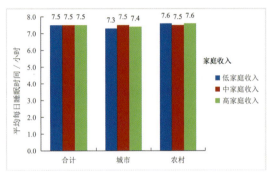

图 6-33　2018 年江苏省城乡不同家庭收入居民平均每日睡眠时间

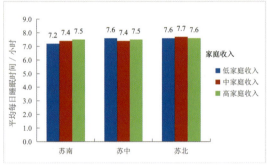

图 6-34　2018 年江苏省不同区域、不同家庭收入居民平均每日睡眠时间

从职业分布来看，未就业者平均每日睡眠时间最长（7.8 小时），其次为农民和商业服务业人员（7.6 小时），离退休人员最短（7.1 小时）。见图 6-35。

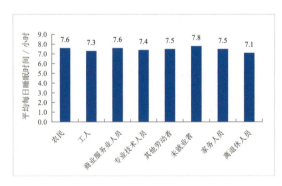

图 6-35　2018 年江苏省不同职业居民平均每日睡眠时间

（二）失眠率

江苏省 18 岁及以上居民失眠率为 49.3%，男性和女性分别为 44.1% 和 54.4%，18—44 岁年龄组、45—59 岁年龄组和 60 岁及以上年龄组分别为 36.2%、59.6% 和 72.4%，男性和女性失眠率均随年龄增长而升高。

城市和农村居民失眠率分别为 43.3% 和 58.5%。无论男性和女性，农村居民失眠率均高于城市。

苏南、苏中和苏北地区居民失眠率分别为 41.1%、56.3% 和 60.0%。男性和女性均以苏北地区最高（分别为 55.8% 和 63.8%），苏南地区最低（分别为 36.0% 和 46.7%）。18—44 岁年龄组和 45—59 岁年龄组均以苏北地区最高，分别为 45.9% 和 70.7%；60 岁及以上年龄组以苏中地区最高（75.5%）。各个年龄组均以苏南地区最低。见表 6-9。

表 6-9 2018 年江苏省不同性别、年龄、地区居民失眠率

单位：%

年龄组		合计	城乡		区域		
			城市	农村	苏南	苏中	苏北
合计	小计	49.3	43.3	58.5	41.1	56.3	60.0
	18—44 岁	36.2	31.7	44.9	30.5	43.5	45.9
	45—59 岁	59.6	54.0	66.8	52.3	57.3	70.7
	60 岁及以上	72.4	69.4	75.4	68.1	75.5	75.1
男性	小计	44.1	38.8	52.3	36.0	52.0	55.8
	18—44 岁	31.5	27.9	38.5	26.1	41.0	41.8
	45—59 岁	53.6	49.1	59.7	48.0	46.6	65.4
	60 岁及以上	67.4	63.9	71.0	62.4	71.5	70.1
女性	小计	54.4	47.8	64.3	46.7	59.9	63.8
	18—44 岁	41.0	35.6	50.9	35.7	45.2	49.3
	45—59 岁	65.6	59.1	73.8	56.9	66.6	75.9
	60 岁及以上	77.0	74.6	79.5	73.4	79.1	79.9

从文化程度来看，居民失眠率随文化程度的升高而下降，最高是文化程度为小学及以下者（68.4%），最低是文化程度为高中及以上者（39.2%）。见图6-36。苏北地区文化程度为小学及以下者失眠率最高（71.5%），苏南地区文化程度为高中及以上者失眠率最低（37.0%）。见图6-37。

从家庭收入来看，居民失眠率随家庭收入水平的升高而降低，在低、中、高家庭收入人群中的失眠率分别为62.8%、51.6%和42.1%。见图6-38。失眠率以苏北地区低家庭收入者最高（67.1%），苏南地区高家庭收入者最低（37.7%）。见图6-39。

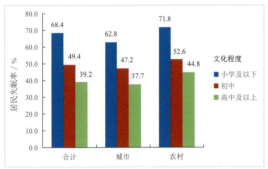

图6-36 2018年江苏省城乡不同文化程度居民失眠率

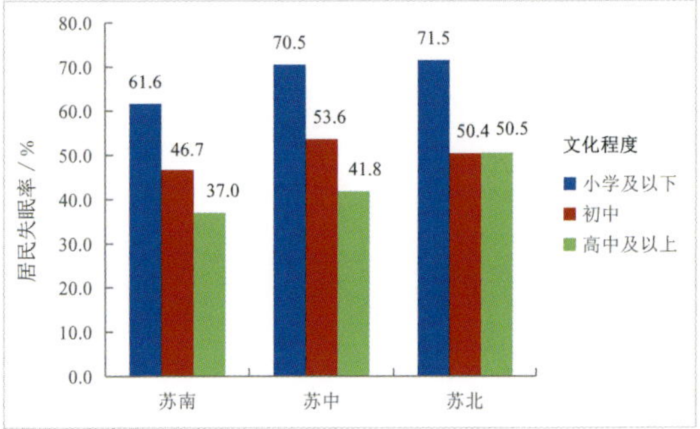

图6-37 2018年江苏省不同区域、不同文化程度居民失眠率

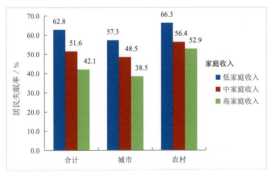

图6-38 2018年江苏省城乡不同家庭收入居民失眠率

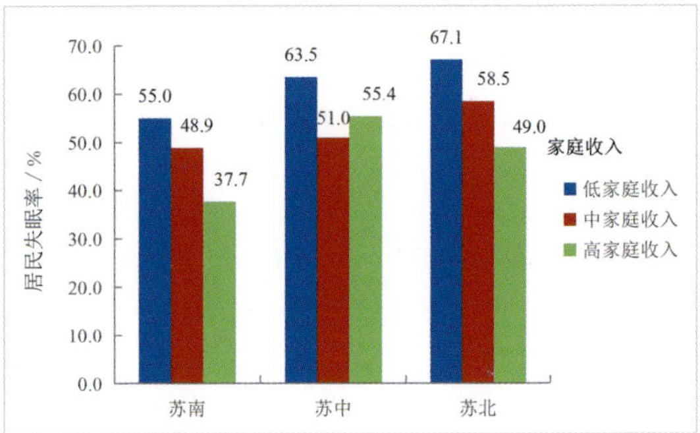

图6-39 2018年江苏省不同区域、不同家庭收入居民失眠率

从职业分布来看，家务人员失眠率最高（66.7%），其次为离退休人员（63.4%），商业服务业人员最低（34.3%）。见图6-40。

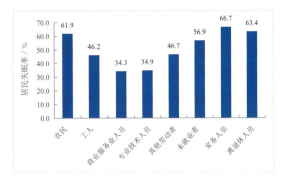

图6-40　2018年江苏省不同职业居民失眠率

六、本章小结

江苏省18岁及以上居民平均每周中等强度身体活动时间为18.8小时，职业性身体活动、交通性身体活动和休闲性身体活动时间分别为14.2小时、2.8小时和1.8小时。

江苏省18岁及以上居民身体活动不足率为23.9%，男性（25.8%）高于女性（22.0%），18—44岁年龄组（26.3%）高于45—59岁年龄组（19.5%）和60岁及以上年龄组（23.0%），农村（26.0%）高于城市（22.5%），苏中（33.9%）地区高于苏南（22.4%）和苏北（19.3%）地区。不同文化程度居民中，初中文化程度者身体活动不足率最高（26.6%）；不同职业居民中，专业技术人员身体活动不足率最高（30.0%）。

江苏省18岁及以上居民经常锻炼率为22.3%，男性（26.0%）高于女性（18.6%），城市（28.2%）高于农村（13.3%），苏南（29.1%）地区高于苏中（16.4%）和苏北（13.5%）地区。居民经常锻炼率随年龄增长呈下降趋势，随文化程度和家庭收入水平的升高呈上升趋势。不同职业居民中，专业技术人员经常锻炼率最高（28.4%）。

江苏省18岁及以上居民从不锻炼率高达70.4%，女性（74.9%）高于男性（65.9%），农村（81.8%）高于城市（63.0%），苏北（80.6%）地区高于苏南（61.7%）和苏中地区（79.4%）。居民从不锻炼率随年龄增长呈上升趋势，随文化程度和家庭收入水平的升高呈下降趋势。不同职业居民中，家务人员从不锻炼率最高（86.1%）。

江苏省18岁及以上居民平均每日总静态行为时间为4.9小时，男性（5.0小时）多于女性（4.8小时），城市（5.5小时）多于农村（4.0小时），苏南（5.6小时）地区多于苏中和苏北（均为4.2小时）地区。居民平均日总静态行为时间随年龄增长呈减少趋势，随文化程度和家庭收入水平的升高呈增加趋势。不同职业居民中，专业技术人员平均每日总静态行为时间最长（6.2小时）。

江苏省18岁及以上居民平均每日业余静态行为时间为3.3小时，男性（3.4小时）多于女性（3.1小时），城市（3.8小时）多于农村（2.5小时），苏南（3.8小时）地区多于苏中（2.5小时）和苏北（2.7小时）地区。居民平均每日业余静态行为时间随年龄增长呈减少趋势，随文化程度和家庭收入水平的升高呈增加趋势。不同职业居民中，专业技术人员平均每日业余静态行为时间最长（4.2小时）。

江苏省18岁及以上居民平均每日业余屏幕时间为3.1小时，男性（3.3小时）多于女性（3.0小时），城市（3.6小时）多于农村（2.4小时），苏南（3.7小时）地区多于苏中（2.4小时）和苏北（2.6小时）地区。居民平均每日业余屏幕时间随年龄增长呈减少趋势，随文化程度和家庭收入水平的升高呈增加趋势。不同职业居民中，专业技术人员平均每日业余屏幕时间最长（4.1小时）。

江苏省18岁及以上居民平均每日睡眠时间为7.5小时，性别、城乡、年龄和地区差别不明显。不同文化程度和家庭收入者平均每日睡眠时间在7.2—7.7小时之间波动。不同职业居民中，未就业者平均每日睡眠时间最长（7.8小时）。

江苏省18岁及以上居民失眠率为49.3%，女性（54.4%）高于男性（44.1%），农村（58.5%）高于城市（43.3%），苏北（60.0%）地区高于苏南（41.1%）和苏中（56.3%）地区。居民失眠率随年龄增长呈上升趋势，基本随文化程度和家庭收入水平的升高呈下降趋势。不同职业居民中，家务人员失眠率最高（66.7%）。

第七章　超重肥胖

一、相关指标定义

体质指数（Body Mass Index，BMI），也称体重指数，是目前常用的判断健康体重的指标。计算方式：BMI=体重（kg）/身高的平方（m²）。

按照《中国成人超重和肥胖症预防控制指南》标准，BMI<18.5 kg/m² 为低体重，18.5 kg/m² ≤ BMI < 24.0 kg/m² 为正常体重，24.0 kg/m² ≤ BMI<28.0 kg/m² 为超重，BMI ≥ 28.0 kg/m² 为肥胖。

超重率：超重者在调查人群中所占的比例。

肥胖率：肥胖者在调查人群中所占的比例。

腰围（Waist Circumference，WC）：是判别身体内脏脂肪堆积和肥胖程度的综合指标。腰围的测量标准为同侧腋中线肋弓下缘和髂嵴上缘连线中点的水平位置处,体围的周径长度。

中心型肥胖：男性腰围 ≥ 90 cm，女性腰围 ≥ 85 cm。

中心型肥胖率：中心型肥胖者在调查人群中所占的比例。

二、平均 BMI

江苏省 18 岁及以上居民平均 BMI 为 24.6 kg/m²，其中男性（25.1 kg/m²）高于女性（24.2 kg/m²），农村（25.1 kg/m²）高于城市（24.3 kg/m²），苏中地区居民平均 BMI 最高（25.3 kg/m²），苏北次之（25.2 kg/m²），苏南最低（24.1 kg/m²）。江苏省 18—44 岁年龄组、45—59 岁年龄组和 60 岁及以上年龄组居民平均 BMI 分别为 24.3 kg/m²、25.2 kg/m² 和 24.7 kg/m²；男性和女性平均 BMI 最高的均为 45—59 岁年龄组，分别为 25.3 kg/m² 和 25.2 kg/m²。不同地区各年龄组平均 BMI 中，城市 60 岁及以上年龄组平均 BMI 最高（25.0 kg/m²），农村 45—59 岁年龄组最高（25.7 kg/m²），苏南地区 45—59 岁年龄组和 60 岁及以上年龄组最高（均为 24.5 kg/m²），苏中地区 18—44 岁年龄组和 45—59 岁年龄组最高（均为 25.5 kg/m²），苏北地区 45—59 岁年龄组最高（26.1 kg/m²）。无论城乡、苏南、苏中和苏北地区，男性平均 BMI 均高于女性。见表 7-1。

表 7-1　2018 年江苏省不同性别、年龄、地区居民平均 BMI

单位：kg/m²

	年龄组	合计	城乡		区域		
			城市	农村	苏南	苏中	苏北
合计	小计	24.6	24.3	25.1	24.1	25.3	25.2
	18—44 岁	24.3	23.9	25.0	23.8	25.5	24.7
	45—59 岁	25.2	24.9	25.7	24.5	25.5	26.1
	60 岁及以上	24.7	25.0	24.4	24.5	24.7	25.0
男性	小计	25.1	25.0	25.3	24.8	25.7	25.4
	18—44 岁	25.2	25.0	25.6	24.9	26.5	25.2
	45—59 岁	25.3	25.0	25.6	24.6	25.6	26.0
	60 岁及以上	24.6	24.9	24.3	24.4	24.6	24.7
女性	小计	24.2	23.7	24.9	23.3	24.9	25.1
	18—44 岁	23.5	22.9	24.4	22.6	24.7	24.3
	45—59 岁	25.2	24.7	25.8	24.3	25.5	26.2
	60 岁及以上	24.8	25.1	24.6	24.6	24.8	25.2

江苏省居民平均 BMI 呈现随文化程度的升高而下降的趋势，文化程度为小学及以下、初中和高中及以上者平均 BMI 分别为 25.2 kg/m²、24.9 kg/m² 和 23.9 kg/m²；城市、苏南和苏北地区居民平均 BMI 也随文化程度的升高而下降；农村地区文化程度为小学及以下和初中者平均 BMI 最高（均为 25.1 kg/m²）；苏中地区文化程度为初中者平均 BMI 最高（25.4 kg/m²）。见图 7-1，图 7-2。

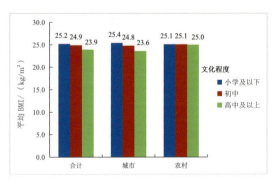

图 7-1　2018 年江苏省城乡不同文化程度居民平均 BMI

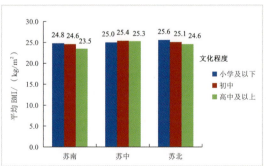

图 7-2　2018 年江苏省不同区域、不同文化程度居民平均 BMI

从家庭收入来看，中家庭收入者平均 BMI 最高（24.8 kg/m²），低家庭收入者次之（24.7 kg/m²），高家庭收入者最低（24.3 kg/m²）；城市地区低、中家庭收入者平均 BMI 最高（均为 24.5 kg/m²）；农村、苏南、苏中和苏北地区均以中家庭收入者平均 BMI 最高，分别为 25.4 kg/m²、24.2 kg/m²、25.6 kg/m² 和 25.4 kg/m²。见图 7-3，图 7-4。

从职业分布来看，工人平均 BMI 最高（25.2 kg/m²），未就业者平均 BMI 最低（23.3 kg/m²）。见图 7-5。

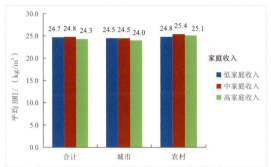

图 7-3　2018 年江苏省城乡不同家庭收入居民平均 BMI　　图 7-4　2018 年江苏省不同区域、不同家庭收入居民平均 BMI

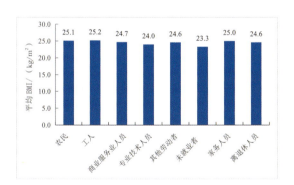

图 7-5　2018 年江苏省不同职业居民平均 BMI

三、BMI 分布

江苏省 18 岁及以上居民低体重、正常体重、超重和肥胖者分别占调查人群的 5.8%、42.8%、34.7% 和 16.7%，其中男性分别为 5.6%、38.0%、36.8% 和 19.6%，女性分别为 5.9%、47.5%、32.6% 和 13.9%。全省各年龄组居民中，18—44 岁年龄组居民低体重和正常体重者的比例均最高，分别为 8.6% 和 46.3%；45—59 岁年龄组居民超重和肥胖者的比例均最高，分别为 42.3% 和 19.6%。城市 18 岁及以上居民中，低体重、正常体重、超重和肥胖者的比例分别为 7.5%、45.4%、32.2% 和 14.9%，农村分别为 3.1%、38.8%、38.6% 和 19.6%；城市低体重和正常体重比例高于农村，超重和肥胖比例低于农村。见表 7-2。

表 7-2　2018 年江苏省居民 BMI 分布

单位：%

	低体重	体重正常	超重	肥胖
合计	5.8	42.8	34.7	16.7
男性	5.6	38.0	36.8	19.6
女性	5.9	47.5	32.6	13.9
18—44 岁	8.6	46.3	29.3	15.8
45—59 岁	1.9	36.1	42.3	19.6
60 岁及以上	2.9	41.8	39.8	15.5
城市	7.5	45.4	32.2	14.9
农村	3.1	38.8	38.6	19.6

从文化程度来看，低体重及正常体重者所占比例随文化程度的升高而上升，文化程度为小学及以下者所占比例均最低，分别为 2.3% 和 38.1%；文化程度为高中及以上者所占比例最高，分别为 10.0% 和 48.3%。超重和肥胖者所占比例随文化程度的升高而下降，文化程度为小学及以下者所占比例均最高，分别为 40.3% 和 19.3%，文化程度为高中及以上者所占比例最低，分别为 29.3% 和 12.4%。见图 7-6。

从家庭收入来看，高家庭收入者低体重和正常体重者所占的比例均最高，分别为 6.9% 和 45.8%，低家庭收入者超重者所占比例最高（37.5%），中家庭收入者肥胖者所占比例最高（18.3%）。见图 7-7。

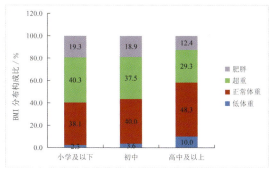
图 7-6 2018 年江苏省不同文化程度居民 BMI 分布

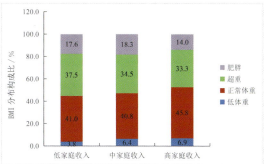
图 7-7 2018 年江苏省不同家庭收入居民 BMI 分布

从职业分布来看，低体重者比例最高的为未就业者（15.4%），正常体重者比例最高的为专业技术人员（51.9%），农民和离退休人员的超重比例最高（均为40.2%），肥胖者比例最高的为农民（19.1%）；低体重、正常体重、超重和肥胖者比例最低的分别为农民（1.9%）、工人（36.4%）、未就业者（28.1%）和未就业者（11.0%）。见图 7-8。

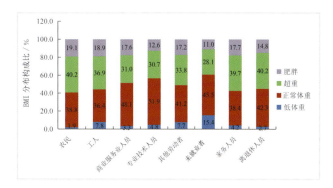
图 7-8 2018 年江苏省不同职业居民 BMI 分布

四、超重率

江苏省 18 岁及以上居民超重率为 35.7%，其中男性（38.1%）高于女性（33.3%），农村（38.9%）高于城市（33.5%）；苏南、苏中和苏北地区超重率分别为 32.9%、37.7% 和 39.4%。不同年龄组居民中，18—44 岁年龄组、45—59 岁年龄组和 60 岁及以上年龄组居民超重率分别为 30.6%、42.7% 和 40.1%；男性和女性超重率均以 45—59 岁年龄组最高，分别为 45.7% 和 39.7%；农村超重率以 45—59 岁年龄组最高（43.4%），城市以 60 岁及以上年龄组最高（43.6%）；苏南、苏中和苏北地区超重率最高的均为45—59岁年龄组，分别为43.0%、44.0%和41.6%。城市和苏南地区男性的超重率高于女性，而农村、苏中和苏北地区女性的超重率高于男性。见表7-3。

表7-3 2018年江苏省不同性别、年龄、地区居民超重率

单位：%

年龄组		合计	城乡		区域		
			城市	农村	苏南	苏中	苏北
合计	小计	35.7	33.5	38.9	32.9	37.7	39.4
	18—44岁	30.6	26.9	37.4	27.0	32.0	38.5
	45—59岁	42.7	42.2	43.4	43.0	44.0	41.6
	60岁及以上	40.1	43.6	36.4	41.0	41.0	37.8
男性	小计	38.1	37.7	38.7	37.8	37.3	39.3
	18—44岁	33.2	30.9	37.4	32.9	28.4	37.1
	45—59岁	45.7	47.8	42.8	47.1	44.8	44.2
	60岁及以上	41.4	46.1	36.4	44.5	42.5	35.8
女性	小计	33.3	29.4	39.0	27.5	38.1	39.4
	18—44岁	28.2	23.0	37.4	20.4	34.4	39.6
	45—59岁	39.7	36.3	44.0	38.6	43.2	39.0
	60岁及以上	38.9	41.3	36.4	37.7	39.7	39.7

从文化程度来看，全省超重率呈现随文化程度升高而下降的趋势，文化程度为小学及以下、初中和高中及以上者的超重率分别为40.6%、38.2%和30.6%；除农村外，城市、苏南、苏中和苏北地区居民超重率也随着文化程度的升高而下降。见图7-9，图7-10。

从家庭收入来看，全省居民超重率随家庭收入水平的升高而下降，低、中和高家庭收入者超重率分别为37.7%、36.1%和34.3%。城市居民超重率随着家庭收入水平的升高而下降；农村、苏中和苏北地区高家庭收入者超重率最高，分别为41.1%、37.8%和46.0%；苏南地区中家庭收入者最高（36.6%）。见图7-11，图7-12。

从职业分布来看，离退休人员超重率最高（40.5%），未就业者超重率最低（29.2%）。见图7-13。

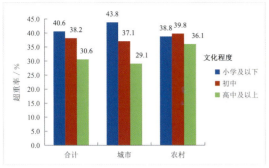

图7-9 2018年江苏省城乡不同文化程度居民超重率

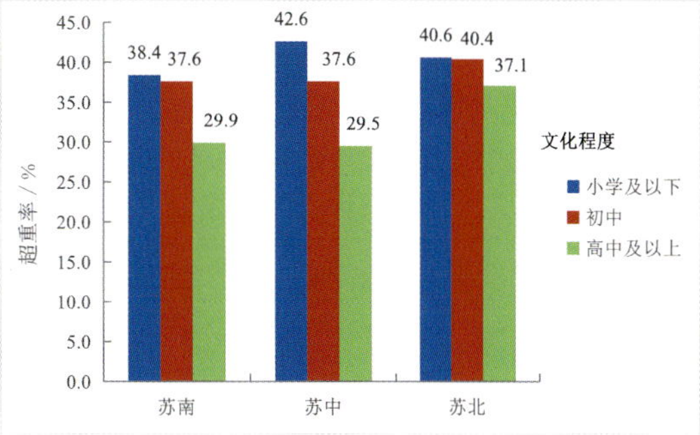

图7-10 2018年江苏省不同区域、不同文化程度居民超重率

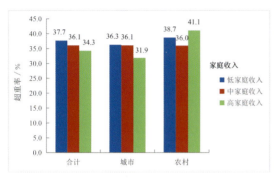

图7-11 2018年江苏省城乡不同家庭收入居民超重率

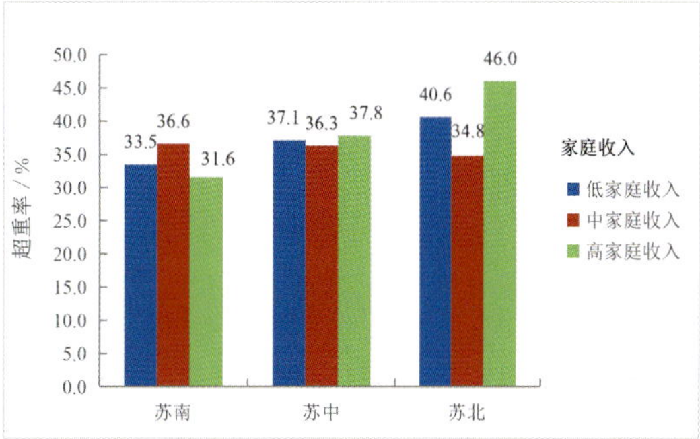

图7-12 2018年江苏省不同区域、不同家庭收入居民超重率

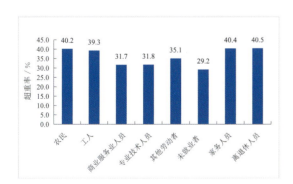

图7-13 2018年江苏省不同职业居民超重率

五、肥胖率

江苏省 18 岁及以上居民肥胖率为 17.2%，其中男性（20.2%）高于女性（14.2%），农村（19.7%）高于城市（15.5%），苏南、苏中和苏北地区居民肥胖率分别为 13.2%、21.4% 和 21.6%。18—44 岁年龄组、45—59 岁年龄组和 60 岁及以上年龄组居民肥胖率分别为 16.5%、19.8% 和 15.6%；男性肥胖率随年龄增长而下降，18—44 岁年龄组最高（23.4%），女性肥胖率 45—59 岁年龄组最高（21.4%）。苏中地区以 18—44 岁年龄组肥胖率最高（25.0%）；农村和苏北地区以 45—59 岁年龄组肥胖率最高，分别为 25.1% 和 29.7%；城市和苏南地区以 60 岁及以上年龄组肥胖率最高，分别为 16.6% 和 13.8%。无论城乡、苏南、苏中和苏北地区，男性肥胖率均高于女性。见表 7-4。

表 7-4 2018 年江苏省不同性别、年龄、地区居民肥胖率

单位：%

	年龄组	合计	城乡		区域		
			城市	农村	苏南	苏中	苏北
合计	小计	17.2	15.5	19.7	13.2	21.4	21.6
	18—44 岁	16.5	15.0	19.2	13.6	25.0	17.4
	45—59 岁	19.8	15.7	25.1	11.5	21.3	29.7
	60 岁及以上	15.6	16.6	14.5	13.8	15.9	17.7
男性	小计	20.2	19.2	21.9	16.8	26.6	22.9
	18—44 岁	23.4	22.4	25.4	20.3	38.1	23.0
	45—59 岁	18.2	14.6	22.9	10.9	21.4	26.4
	60 岁及以上	14.3	15.0	13.5	11.0	16.0	17.0
女性	小计	14.2	11.8	17.8	9.2	17.2	20.3
	18—44 岁	9.8	7.8	13.4	6.1	15.9	12.9
	45—59 岁	21.4	16.8	27.2	12.2	21.2	33.0
	60 岁及以上	16.8	18.2	15.4	16.4	15.8	18.5

从文化程度来看，全省居民肥胖率呈现随文化程度的升高而下降的趋势，文化程度为小学及以下、初中和高中及以上者的肥胖率分别为 19.5%、19.2% 和 13.0%。城市地区文化程度为小学及以下和初中者的肥胖率最高，均为 18.5%；农村、苏南和苏中地区文

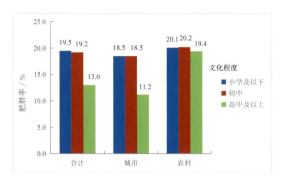

图 7-14 2018 年江苏省城乡不同文化程度居民肥胖率

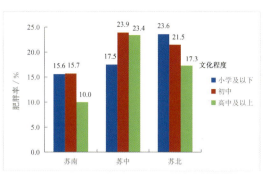

图 7-15 2018 年江苏省不同区域、不同文化程度居民肥胖率

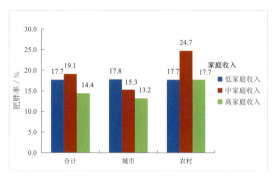

图 7-16 2018 年江苏省城乡不同家庭收入居民肥胖率

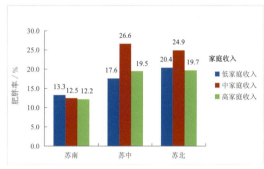

图 7-17 2018 年江苏省不同区域、不同家庭收入居民肥胖率

化程度为初中者的肥胖率最高，分别为 20.2%、15.7%、23.9%，苏北地区肥胖率随文化程度的升高而下降。见图 7-14，图 7-15。

从家庭收入来看，全省低、中、高家庭收入者的肥胖率分别为 17.7%、19.1% 和 14.4%；城市和苏南地区肥胖率呈现随家庭收入水平的升高而下降的趋势；农村、苏中和苏北地区以中家庭收入者的肥胖率最高，分别为 24.7%、26.6% 和 24.9%。见图 7-16，图 7-17。

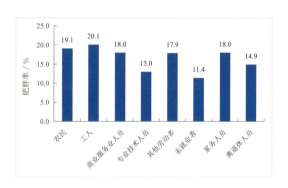

图 7-18 2018 年江苏省不同职业居民肥胖率

从职业分布来看，工人的肥胖率最高（20.1%），未就业者的肥胖率最低（11.4%）。见图 7-18。

六、平均腰围

江苏省18岁及以上居民平均腰围为84.8 cm,其中男性(88.3 cm)大于女性(81.5 cm),农村(86.2 cm)大于城市(83.9 cm),苏南、苏中和苏北地区居民平均腰围分别为83.1 cm、86.3 cm和86.9 cm。全省18—44岁年龄组、45—59岁年龄组和60岁及以上年龄组居民平均腰围分别为82.9 cm、87.2 cm和86.9 cm;男性平均腰围以45—59岁年龄组最大(89.6 cm),女性平均腰围随年龄增长而增大,60岁及以上年龄组最大(85.8 cm)。农村、苏中和苏北地区45—59岁年龄组居民平均腰围最大,分别为88.7 cm、87.4 cm和89.6 cm,城市和苏南地区以60岁及以上年龄组最大,分别为87.5 cm和86.3 cm。无论城乡、苏南、苏中和苏北地区,男性的平均腰围均大于女性。见表7-5。

表7-5 2018年江苏省不同性别、年龄、地区居民平均腰围

单位:cm

	年龄组	合计	城乡		区域		
			城市	农村	苏南	苏中	苏北
合计	小计	84.8	83.9	86.2	83.1	86.3	86.9
	18—44岁	82.9	81.9	84.8	81.5	85.2	84.7
	45—59岁	87.2	86.0	88.7	85.3	87.4	89.6
	60岁及以上	86.9	87.5	86.2	86.3	87.1	87.5
男性	小计	88.3	87.9	88.9	87.2	90.0	89.4
	18—44岁	87.7	87.1	88.8	86.8	90.6	88.5
	45—59岁	89.6	88.9	90.6	87.9	90.6	91.4
	60岁及以上	88.0	89.0	86.9	87.5	88.6	88.0
女性	小计	81.5	79.9	83.8	78.7	83.4	84.6
	18—44岁	78.3	76.7	81.1	75.5	81.5	81.6
	45—59岁	84.7	83.1	86.8	82.4	84.6	87.7
	60岁及以上	85.8	86.2	85.5	85.2	85.7	87.0

从文化程度来看,全省居民平均腰围呈现随文化程度的升高而减小的趋势,文化程度为小学及以下、初中和高中及以上者的平均腰围分别为86.8 cm、86.1 cm和82.0 cm。除苏中地区外,城乡、苏南和苏北地区居民平均腰围也随着文化程度的升高而减小。见图7-19,图7-20。

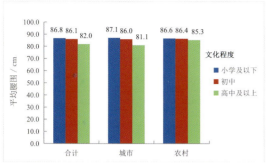

图 7-19　2018 年江苏省城乡不同文化程度居民平均腰围

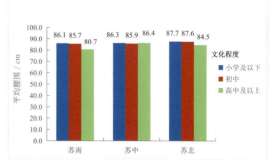

图 7-20　2018 年江苏省不同区域、不同文化程度居民平均腰围

从家庭收入来看，全省居民平均腰围呈现随着家庭收入水平的升高而减小的趋势，低、中、高家庭收入者的平均腰围分别为 85.6 cm、85.5 cm 和 83.4 cm。城市居民平均腰围也随着家庭收入水平的升高而减小；农村、苏南、苏中和苏北地区均以中家庭收入者的平均腰围最大，分别为 86.8 cm、83.7 cm、87.0 cm 和 87.5 cm。见图 7-21，图 7-22。

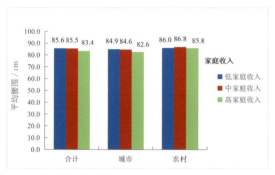

图 7-21　2018 年江苏省城乡不同家庭收入居民平均腰围

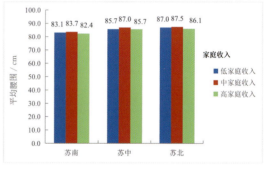

图 7-22　2018 年江苏省不同区域、不同家庭收入居民平均腰围

从职业分布来看，农民的平均腰围最大（87.0 cm），未就业者的平均腰围最小（81.0 cm）。见图 7-23。

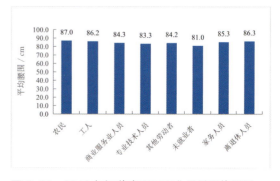

图 7-23　2018 年江苏省不同职业居民平均腰围

七、中心型肥胖率

江苏省18岁及以上居民中心型肥胖率为39.4%，其中男性（43.1%）高于女性（35.9%），农村（45.9%）高于城市（35.1%）。苏南、苏中和苏北地区居民中心型肥胖率分别为30.8%、44.7%和51.6%。全省18—44岁年龄组、45—59岁年龄组和60岁及以上年龄组居民中心型肥胖率分别为30.9%、49.6%和49.1%；男性中心型肥胖率以45—59岁年龄组最高（50.6%），女性中心型肥胖率随年龄增长而升高，60岁及以上年龄组最高（53.0%）。农村和苏北地区45—59岁年龄组居民中心型肥胖率最高，分别为56.1%和62.0%；城市、苏南和苏中地区以60岁及以上年龄组最高，分别为51.4%、45.7%和50.2%。除农村地区外，城市、苏南、苏中和苏北地区男性的中心型肥胖率均高于女性。见表7-6。

表7-6 2018年江苏省不同性别、年龄、地区居民中心型肥胖率

单位：%

	年龄组	合计	城乡		区域		
			城市	农村	苏南	苏中	苏北
合计	小计	39.4	35.1	45.9	30.8	44.7	51.6
	18—44岁	30.9	26.3	39.3	23.6	38.1	43.7
	45—59岁	49.6	44.6	56.1	40.0	49.9	62.0
	60岁及以上	49.1	51.4	46.8	45.7	50.2	52.9
男性	小计	43.1	41.5	45.5	36.5	48.7	52.8
	18—44岁	38.6	36.2	43.3	32.6	47.7	50.4
	45—59岁	50.6	49.1	52.6	43.8	50.6	59.9
	60岁及以上	45.0	48.7	41.2	41.9	48.4	46.1
女性	小计	35.9	28.7	46.3	24.6	41.6	50.6
	18—44岁	23.4	16.6	35.5	13.3	31.5	38.2
	45—59岁	48.6	40.0	59.5	35.9	49.4	64.0
	60岁及以上	53.0	54.0	52.0	49.3	51.8	59.5

从文化程度来看，全省居民中心型肥胖率呈现随文化程度的升高而下降的趋势，文化程度为小学及以下、初中和高中及以上者的中心型肥胖率分别为51.8%、42.1%和26.6%；城乡和各区域居民中心型肥胖率也随着文化程度的升高而下降。见图7-24，图7-25。

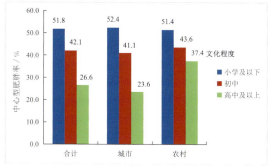
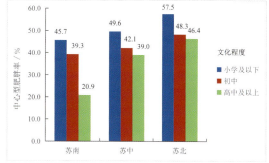

图 7-24 2018 年江苏省城乡不同文化程度居民中心型肥胖率

图 7-25 2018 年江苏省不同区域、不同文化程度居民中心型肥胖率

从家庭收入来看，全省居民中心型肥胖率呈现随着家庭收入水平的升高而下降的趋势，低、中、高家庭收入者的中心型肥胖率分别为 45.4%、40.4% 和 32.6%；除苏中地区外，城乡和苏南、苏北地区居民中心型肥胖率也随着家庭收入水平的升高而下降。见图 7-26、图 7-27。

从职业分布来看，农民的中心型肥胖率最高（51.6%），专业技术人员的中心型肥胖率最低（27.3%）。见图 7-28。

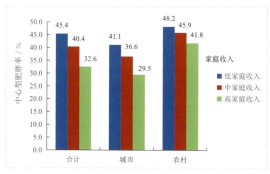
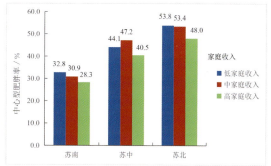

图 7-26 2018 年江苏省城乡不同家庭收入居民中心型肥胖率

图 7-27 2018 年江苏省不同区域、不同家庭收入居民中心型肥胖率

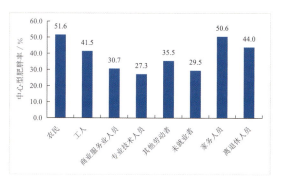

图 7-28 2018 年江苏省不同职业居民中心型肥胖率

八、本章小结

江苏省 18 岁及以上居民平均 BMI 为 24.6 kg/m^2，其中男性（25.1 kg/m^2）高于女性（24.2 kg/m^2），农村（25.1 kg/m^2）高于城市（24.3 kg/m^2），苏中（25.3 kg/m^2）高于苏北（25.2 kg/m^2）和苏南（24.1 kg/m^2）。各年龄组居民中，45—59 岁年龄组居民平均 BMI 最高（25.2 kg/m^2）。全省居民平均 BMI 呈现随文化程度的升高而下降的趋势。在全省不同家庭收入者中，中家庭收入者平均 BMI 最高（24.8 kg/m^2）。在全省不同职业居民中，工人平均 BMI 最高（25.2 kg/m^2）。

江苏省 18 岁及以上居民中，低体重、正常体重、超重和肥胖者分别占调查人群的 5.8%、42.8%、34.7% 和 16.7%。各年龄组居民中，45—59 岁年龄组居民超重和肥胖者的比例最高，分别为 42.3% 和 19.6%。低体重及正常体重者所占比例随文化程度的升高而上升，超重和肥胖者所占比例随文化程度的升高而下降。在全省不同家庭收入者中，超重者所占比例最高的是低家庭收入者（37.5%），肥胖者所占比例最高的是中家庭收入者（18.3%）。在全省不同职业居民中，农民和离退休人员的超重比例最高，均为 40.2%，而肥胖率则为农民最高（19.1%）。

江苏省 18 岁及以上居民超重率为 35.7%，其中男性（38.1%）高于女性（33.3%），农村（38.9%）高于城市（33.5%）。苏南、苏中和苏北地区的超重率依次递增，分别为 32.9%、37.7% 和 39.4%。在不同年龄组居民中，45—59 岁年龄组居民超重率最高（42.7%）。全省居民超重率呈现随文化程度和家庭收入水平的升高而下降的趋势。在全省不同职业居民中，离退休人员超重率最高（40.5%）。

江苏省 18 岁及以上居民肥胖率为 17.2%，其中男性（20.2%）高于女性（14.2%），农村（19.7%）高于城市（15.5%）。苏南、苏中和苏北依次递增，分别为 13.2%、21.4% 和 21.6%。在不同年龄组居民中，45—59 岁年龄组居民肥胖率最高（19.8%）。全省居民肥胖率呈现随文化程度的升高而下降的趋势。在不同家庭收入者中，中家庭收入者的肥胖率最高（19.1%）。在全省不同职业居民中，工人的肥胖率最高（20.1%）。

江苏省 18 岁及以上居民平均腰围为 84.8 cm，其中男性（88.3 cm）大于女性（81.5 cm），农村（86.2 cm）大于城市（83.9 cm）。苏南、苏中和苏北地区依次递增，分别为 83.1 cm、86.3 cm 和 86.9 cm。各年龄组居民中，45—59 岁年龄组居民平均腰围最大（87.2 cm）。居民平均腰围呈现随文化程度和家庭收入水平的升高而减小的趋势。在全省不同职业居民中，农民的平均腰围最大（87.0 cm）。

江苏省18岁及以上居民中心型肥胖率为39.4%，其中男性（43.1%）高于女性（35.9%），农村（45.9%）高于城市（35.1%）。苏南、苏中和苏北依次递增，分别为30.8%、44.7%和51.6%。各年龄组居民中，45—59岁年龄组居民中心型肥胖率最高（49.6%）。中心型肥胖率呈现随文化程度和家庭收入水平的升高而下降的趋势。在全省不同职业居民中，农民的中心型肥胖率最高（51.6%）。

第八章　血压情况

一、相关指标定义

3 个月内血压检测率：调查时自报 3 个月内测量过血压者占调查人群的比例。

高血压患者：调查时平均收缩压 ≥ 140 mmHg 和 / 或舒张压 ≥ 90 mmHg 者，或调查前已被乡镇（社区）及以上级别医院确诊为高血压且近两周服药者。

高血压患病率：高血压患者在调查人群中所占的比例。

高血压知晓率：高血压患者中，本次调查之前即知道自己患高血压者（经乡镇卫生院 / 社区卫生服务中心及以上级别医疗机构医生诊断）所占的比例。

高血压治疗率：高血压患者中，近两周内服用降压药物者所占的比例。

高血压知晓治疗率：本次调查之前即知道自己患高血压者中，近两周内服用降压药物者所占的比例。

高血压控制率：高血压患者中，通过治疗血压水平控制在 140/90 mmHg 以下者所占的比例。

高血压治疗控制率：近两周内服用降压药物的高血压患者中，血压水平控制在 140/90 mmHg 以下者所占的比例。

高血压患者健康管理率：调查前已明确被乡镇（社区）级或以上医院诊断为高血压的 35 岁及以上患者中，纳入基层医疗卫生机构健康管理的高血压患者所占的比例。

高血压患者规范管理率：调查时已纳入基层医疗卫生机构健康管理的高血压患者中，同时得到基层医疗卫生机构所提供的每年至少 4 次血压测量和用药、膳食、身体活动、戒烟（其中从不吸烟者除外）、戒酒 / 限酒（其中从不饮酒者除外）5 个方面指导者所占的比例。

二、血压平均水平

江苏省 18 岁及以上居民平均收缩压为 128.1 mmHg，男性高于女性，分别为 132.3 mmHg 和 124.0 mmHg；农村高于城市，分别为 130.5 mmHg 和 126.5 mmHg；

苏南、苏中和苏北分别为 125.2 mmHg，130.6 mmHg 和 131.7 mmHg。无论是性别还是不同地区，平均收缩压均随年龄增长而升高。见表 8-1。

江苏省 18 岁及以上居民平均舒张压为 77.3 mmHg，男性高于女性，分别为 80.6 mmHg 和 74.1 mmHg；农村高于城市，分别为 77.9 mmHg 和 76.9 mmHg；苏南、苏中和苏北分别为 76.2 mmHg，77.9 mmHg 和 79.0 mmHg。无论是性别还是不同地区，平均舒张压均随年龄增长而先升高后下降。见表 8-2。

从文化程度来看，平均收缩压随文化程度的升高而下降，其中小学及以下文化程度的居民平均收缩压为 137.1 mmHg，高中及以上文化程度的居民平均收缩压为 121.3 mmHg。城市和农村居民平均收缩压均随文化程度的升高而下降。见图 8-1。苏南、苏中和苏北地区居民平均收缩压均随文化程度的升高而下降。见图 8-2。

表 8-1　2018 年江苏省不同性别、年龄、地区居民平均收缩压

单位：mmHg

	年龄组	合计	城乡		区域		
			城市	农村	苏南	苏中	苏北
合计	小计	128.1	126.5	130.5	125.2	130.6	131.7
	18—44 岁	121.7	121.3	122.4	121.2	123.3	121.9
	45—59 岁	132.2	130.4	134.4	128.4	131.7	137.4
	60 岁及以上	140.1	138.5	141.8	136.6	140.6	144.7
男性	小计	132.3	131.5	133.6	130.1	133.9	135.8
	18—44 岁	128.5	128.5	128.5	128.0	129.3	129.4
	45—59 岁	134.6	133.8	135.7	131.6	133.1	139.5
	60 岁及以上	139.8	138.5	141.2	136.9	140.7	143.1
女性	小计	124.0	121.5	127.6	119.9	127.9	127.9
	18—44 岁	115.1	114.3	116.7	113.4	119.2	115.8
	45—59 岁	129.7	126.9	133.1	124.9	130.4	135.3
	60 岁及以上	140.4	138.5	142.4	136.3	140.5	146.2

表 8-2　2018 年江苏省不同性别、年龄、地区居民平均舒张压

单位：mmHg

	年龄组	合计	城乡		区域		
			城市	农村	苏南	苏中	苏北
合计	小计	77.3	76.9	77.9	76.2	77.9	79.0
	18—44 岁	75.4	75.3	75.6	74.9	76.1	76.1
	45—59 岁	81.3	80.7	82.1	79.9	80.9	83.4
	60 岁及以上	77.4	77.2	77.5	76.0	77.9	78.7
男性	小计	80.6	80.8	80.4	79.8	80.3	82.7
	18—44 岁	79.1	79.5	78.2	78.7	78.4	80.6
	45—59 岁	84.5	84.4	84.5	83.5	82.9	86.6
	60 岁及以上	79.7	79.6	79.8	78.4	80.5	80.8
女性	小计	74.1	73.1	75.6	72.4	75.9	75.7
	18—44 岁	71.8	71.1	73.2	70.6	74.5	72.4
	45—59 岁	78.1	76.9	79.6	76.0	79.1	80.2
	60 岁及以上	75.2	74.9	75.4	73.9	75.6	76.6

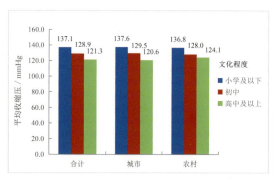

图 8-1　2018 年江苏省城乡不同文化程度居民平均收缩压

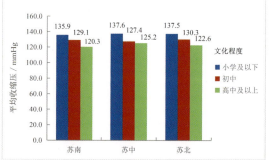

图 8-2　2018 年江苏省不同区域、不同文化程度居民平均收缩压

从家庭收入来看，平均收缩压随家庭收入水平的升高而下降。其中低家庭收入的居民平均收缩压为 133.3 mmHg，高家庭收入的居民平均收缩压为 123.8 mmHg。城市和农村居民平均收缩压均随家庭收入水平的升高而下降。见图 8-3。苏南、苏中和苏北地区居民平均收缩压均随家庭收入水平的升高而下降。见图 8-4。

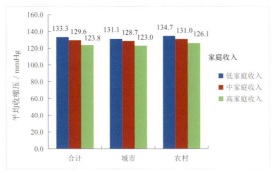
图 8-3 2018 年江苏省城乡不同家庭收入居民平均收缩压

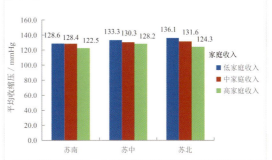
图 8-4 2018 年江苏省不同区域、不同家庭收入居民平均收缩压

从职业分布来看，农民平均收缩压最高，为 134.7 mmHg；离退休人员其次，为 134.1 mmHg；专业技术人员最低，为 123.3 mmHg。见图 8-5。

从文化程度来看，文化程度为初中者平均舒张压最高，为 78.9 mmHg。农村居民平均舒张压随文化程度的升高而下降，城市居民文化程度为初中者平均舒张压最高，为 79.6 mmHg。见图 8-6。苏中和苏北地区居民平均舒张压均随文化程度的升高而下降，苏南地区居民文化程度为初中者平均舒张压最高，为 79.4 mmHg。见图 8-7。

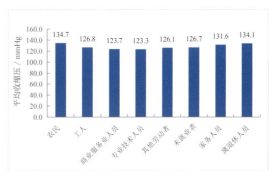
图 8-5 2018 年江苏省不同职业居民平均收缩压

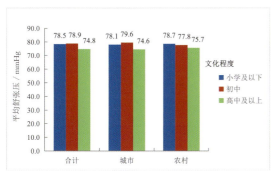
图 8-6 2018 年江苏省城乡不同文化程度居民平均舒张压

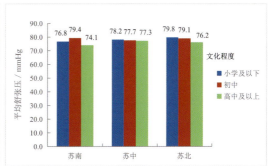
图 8-7 2018 年江苏省不同区域、不同文化程度居民平均舒张压

从家庭收入来看，平均舒张压随家庭收入水平的升高而下降。其中，低家庭收入者平均舒张压为 78.4 mmHg，高家庭收入者平均舒张压为 75.5 mmHg。城市居民平均舒张压随家庭收入水平的升高而下降，农村居民中家庭收入者平均舒张压最高，为 78.4 mmHg。见图 8-8。苏南和苏北地区居民平均舒张压均随家庭收入水平的升高而下降，苏中地区居民中家庭收入者平均舒张压最高，为 78.8 mmHg。见图 8-9。

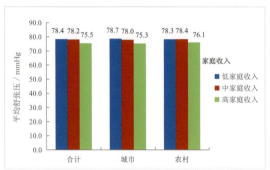

图 8-8 2018 年江苏省城乡不同家庭收入居民平均舒张压

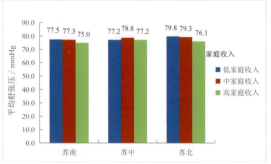

图 8-9 2018 年江苏省不同区域、不同家庭收入居民平均舒张压

从职业分布来看，农民平均舒张压最高，为 78.7 mmHg；工人其次，为 78.2 mmHg；未就业者最低，为 75.2 mmHg。见图 8-10。

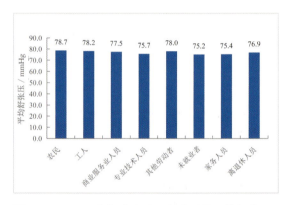

图 8-10 2018 年江苏省不同职业居民平均舒张压

三、3 个月内血压检测率情况

江苏省 18 岁及以上居民 3 个月内血压检测率为 54.9%，女性高于男性，分别为 55.1% 和 54.7%；农村高于城市，分别为 55.8% 和 54.3%；苏南、苏中和苏北分别为 52.8%、61.6% 和 53.8%。无论是性别还是不同地区，3 个月内血压检测率均随年龄增长而上升。见表 8-3。

表8-3　2018年江苏省不同性别、年龄、地区居民3个月内血压检测率

单位：%

	年龄组	合计	城乡		区域		
			城市	农村	苏南	苏中	苏北
合计	小计	54.9	54.3	55.8	52.8	61.6	53.8
	18—44岁	41.2	40.9	41.8	40.0	44.4	41.7
	45—59岁	66.0	67.9	63.4	67.4	71.5	60.9
	60岁及以上	76.3	78.9	73.6	79.7	78.6	69.1
男性	小计	54.7	53.9	56.0	51.0	64.9	55.0
	18—44岁	40.5	40.2	41.1	38.2	47.3	42.7
	45—59岁	67.2	68.5	65.5	67.4	72.0	64.4
	60岁及以上	75.7	78.2	73.1	78.2	82.2	65.6
女性	小计	55.1	54.7	55.6	54.8	58.8	52.7
	18—44岁	41.8	41.5	42.4	42.1	42.2	40.8
	45—59岁	64.7	67.4	61.4	67.5	71.1	57.3
	60岁及以上	76.9	79.6	74.0	81.1	75.2	72.5

从文化程度来看，3个月内血压检测率随文化程度的升高而下降。其中小学及以下文化程度者3个月内血压检测率为64.9%，高中及以上文化程度者3个月内血压检测率为49.9%。城市居民3个月内血压检测率随文化程度的升高而下降；农村居民文化程度为初中者3个月内血压检测率最低，为53.0%。见图8-11。苏南和苏中地区居民3个月内血压检测率均随文化程度的升高而下降；苏北地区居民文化程度为初中者3个月内血压检测率最低，为50.2%。见图8-12。

从家庭收入来看，3个月内血压检测率随家庭收入水平的升高而下降。其中低家庭收入者3个月内血压检测率为58.2%，高家庭收入者3个月内血压检测率为53.8%。农村居民3个月内血压检测率随家庭收入水平的升高而下降，城市居民高家庭收入者3个月内血压检测率最低，为53.8%。见图8-13。苏北地区居民3个月内血压检测率随家庭收入水平的升高而下降；苏南地区居民低家庭收入者3个月内血压检测率最低，为54.6%；苏中地区居民高家庭收入者3个月内血压检测率最低，为53.7%。见图8-14。

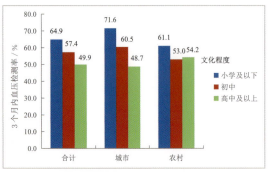

图 8-11 2018 年江苏省城乡不同文化程度居民 3 个月内血压检测率

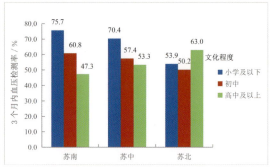

图 8-12 2018 年江苏省不同区域、不同文化程度居民 3 个月内血压检测率

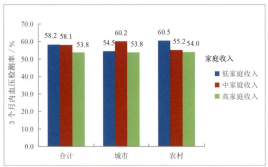

图 8-13 2018 年江苏省城乡不同家庭收入居民 3 个月内血压检测率

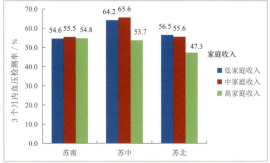

图 8-14 2018 年江苏省不同区域、不同家庭收入居民 3 个月内血压检测率

从职业分布来看，离退休人员 3 个月内血压检测率最高，为 78.6%；家务人员其次，为 66.0%；商业服务业人员最低，为 46.4%。见图 8-15。

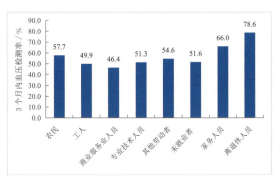

图 8-15 2018 年江苏省不同职业居民 3 个月内血压检测率

四、高血压患病情况

江苏省18岁及以上居民高血压患病率为32.3%，男性高于女性，分别为37.1%和27.6%；农村高于城市，分别为34.8%和30.6%；苏南、苏中和苏北分别为28.1%、34.9%和38.3%。无论是性别还是不同地区，高血压患病率均随年龄增长而上升。见表8-4。

表8-4 2018年江苏省不同性别、年龄、地区居民高血压患病率

单位：%

	年龄组	合计	城乡		区域		
			城市	农村	苏南	苏中	苏北
合计	小计	32.3	30.6	34.8	28.1	34.9	38.3
	18—44岁	15.8	16.3	15.1	15.0	15.9	18.0
	45—59岁	43.4	43.5	43.3	41.8	35.5	50.2
	60岁及以上	62.1	60.9	63.4	59.2	63.4	65.0
男性	小计	37.1	37.9	35.9	33.3	40.3	42.7
	18—44岁	21.7	24.5	16.4	21.0	22.1	23.7
	45—59岁	49.5	52.3	45.8	49.2	39.9	55.2
	60岁及以上	62.5	62.7	62.4	61.7	64.7	61.5
女性	小计	27.6	23.3	33.8	22.3	30.6	34.4
	18—44岁	10.2	8.1	13.9	8.2	11.5	13.4
	45—59岁	37.2	34.4	40.8	33.6	31.7	45.2
	60岁及以上	61.8	59.3	64.3	56.9	62.1	68.4

从文化程度来看，高血压患病率随文化程度的升高而下降。其中小学及以下文化程度者高血压患病率为51.0%，高中及以上文化程度者高血压患病率为18.1%。城市和农村居民高血压患病率均随文化程度的升高而下降。见图8-16。苏南、苏中和苏北地区居民高血压患病率均随文化程度的升高而下降。见图8-17。

从家庭收入来看，高血压患病率随家庭收入水平的升高而下降。其中低家庭收入者高血压患病率为43.1%，高家庭收入者高血压患病率为24.1%。城市和农村居民高血压患病率均随家庭收入水平的升高而下降。见图8-18。苏南、苏中和苏北地区居民高血压患病率均随家庭收入水平的升高而下降。见图8-19。

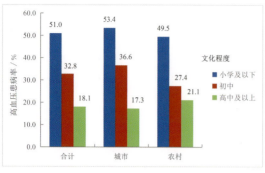

图 8-16　2018 年江苏省城乡不同文化程度居民高血压患病率

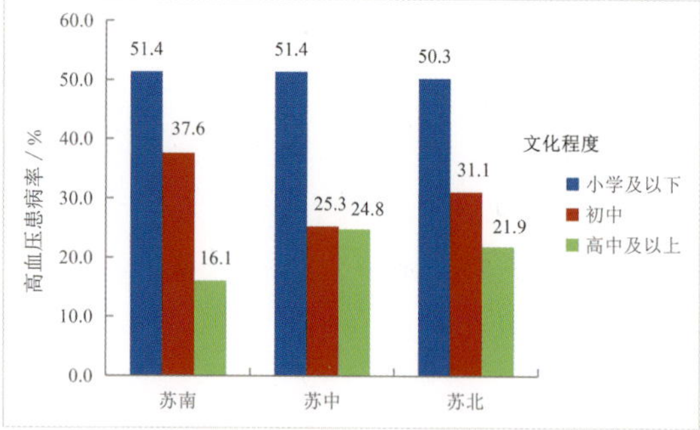

图 8-17　2018 年江苏省不同区域、不同文化程度居民高血压患病率

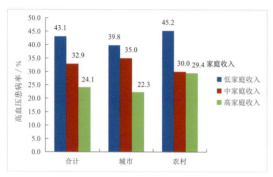
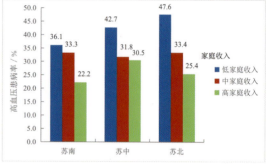

图 8-18　2018 年江苏省城乡不同家庭收入居民高血压患病率

图 8-19　2018 年江苏省不同区域、不同家庭收入居民高血压患病率

从职业分布来看，离退休人员高血压患病率最高，为 55.5%；农民其次，为 45.3%；专业技术人员最低，为 18.9%。见图 8-20。

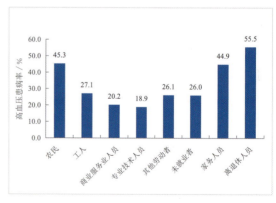

图 8-20　2018 年江苏省不同职业居民高血压患病率

五、高血压知晓情况

江苏省 18 岁及以上居民高血压知晓率为 53.2%，女性高于男性，分别为 59.2% 和 48.7%；城市高于农村，分别为 54.0% 和 52.3%；苏南、苏中和苏北分别为 56.2%，51.3% 和 50.4%。无论是性别还是不同地区，高血压知晓率均随年龄增长而上升。见表 8-5。

表 8-5　2018 年江苏省不同性别、年龄、地区居民高血压知晓率

单位：%

	年龄组	合计	城乡		区域		
			城市	农村	苏南	苏中	苏北
合计	小计	53.2	54.0	52.3	56.2	51.3	50.4
	18—44 岁	32.7	29.6	38.9	31.1	29.4	38.1
	45—59 岁	57.9	60.1	55.0	63.8	53.8	53.2
	60 岁及以上	63.1	69.9	56.4	73.3	58.4	54.8
男性	小计	48.7	48.1	49.6	49.3	50.2	46.7
	18—44 岁	27.2	25.6	31.8	23.7	30.3	34.5
	45—59 岁	55.6	56.4	54.4	61.0	49.4	51.4
	60 岁及以上	61.7	68.4	54.6	72.0	59.6	49.7
女性	小计	59.2	63.4	55.0	67.6	52.4	54.6
	18—44 岁	44.0	41.4	46.7	52.7	28.1	43.4
	45—59 岁	61.0	66.1	55.6	68.3	58.7	55.3
	60 岁及以上	64.4	71.3	57.9	74.7	57.2	59.2

从文化程度来看，文化程度为高中及以上者高血压知晓率最低，为 49.1%。城市居民高血压知晓率随文化程度的升高而下降，农村居民文化程度为高中及以上者高血压知晓率最低，为 48.4%。见图 8-21。苏南和苏中地区居民高血压知晓率均随文化程度的升高而下降，苏北地区居民文化程度为初中者高血压知晓率最低，为 48.8%。见图 8-22。

从家庭收入来看，高血压知晓率随家庭收入水平的升高而下降。其中低家庭收入者高血压知晓率为 55.2%，高家庭收入者高血压知晓率为 53.5%。城市居民高血压知晓率随家庭收入水平的升高而下降，农村居民中、高家庭收入者高血压知晓率最低，均为 49.9%。见图 8-23。苏南和苏北地区居民高血压知晓率均随家庭收入水平的升高而下降，苏中地区居民高家庭收入者高血压知晓率最低，为 48.0%。见图 8-24。

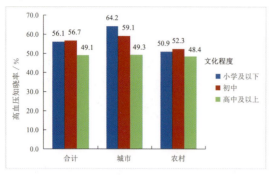

图 8-21　2018 年江苏省城乡不同文化程度居民高血压知晓率

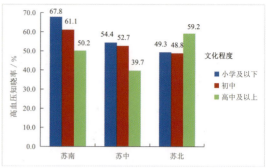

图 8-22　2018 年江苏省不同区域、不同文化程度居民高血压知晓率

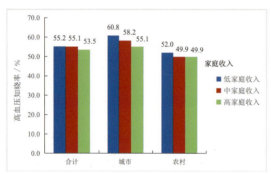

图 8-23　2018 年江苏省城乡不同家庭收入居民高血压知晓率

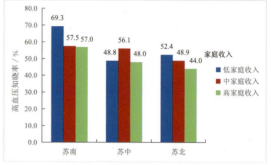

图 8-24　2018 年江苏省不同区域、不同家庭收入居民高血压知晓率

从职业分布来看，离退休人员高血压知晓率最高，为 72.2%；家务人员其次，为 64.0%；专业技术人员最低，为 41.8%。见图 8-25。

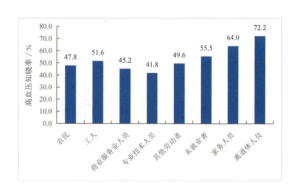

图 8-25　2018 年江苏省不同职业居民高血压知晓率

六、高血压治疗情况

江苏省 18 岁及以上居民高血压治疗率为 45.7%,女性高于男性,分别为 52.5% 和 40.5%;城市高于农村,分别为 48.8% 和 41.6%;苏南、苏中和苏北分别为 53.8%、41.2% 和 37.6%。无论是性别还是不同地区,高血压治疗率均随年龄增长而上升。见表 8-6。

表 8-6　2018 年江苏省不同性别、年龄、地区居民高血压治疗率

单位:%

	年龄组	合计	城乡		区域		
			城市	农村	苏南	苏中	苏北
合计	小计	45.7	48.8	41.6	53.8	41.2	37.6
	18—44 岁	25.6	24.7	27.3	29.4	14.5	24.8
	45—59 岁	48.9	53.7	42.7	60.5	43.5	38.5
	60 岁及以上	56.6	65.8	47.5	71.1	50.2	44.5
男性	小计	40.5	42.7	37.0	46.8	37.5	32.2
	18—44 岁	18.4	19.2	15.9	21.4	9.2	16.0
	45—59 岁	46.6	51.5	39.3	58.1	37.7	36.2
	60 岁及以上	55.0	63.7	45.8	69.9	50.2	39.4
女性	小计	52.5	58.6	46.3	65.2	45.0	43.6
	18—44 岁	40.6	41.3	39.9	52.7	21.6	37.5
	45—59 岁	51.9	57.1	46.4	64.3	49.9	41.3
	60 岁及以上	58.1	67.9	49.0	72.3	50.2	49.0

从文化程度来看,文化程度为高中及以上者高血压治疗率最低,为 39.9%。城市居民高血压治疗率随文化程度的升高而下降,农村居民文化程度为高中及以上者高血压治疗率最低,为 33.7%。见图 8-26。苏南、苏中和苏北地区居民高血压治疗率均随文化程度的升高而下降。见图 8-27。

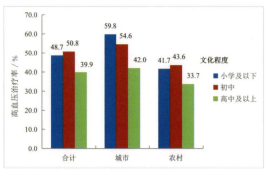

图 8-26　2018 年江苏省城乡不同文化程度居民高血压治疗率

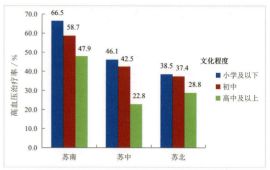

图 8-27　2018 年江苏省不同区域、不同文化程度居民高血压治疗率

从家庭收入来看，高血压治疗率随家庭收入水平的升高而上升。其中低家庭收入者高血压治疗率为 46.0%，高家庭收入者高血压治疗率为 48.5%。城市居民中家庭收入者高血压治疗率最低，为 50.7%，农村居民高家庭收入者高血压治疗率最低，为 40.5%。见图 8-28。苏南地区居民高血压治疗率随家庭收入水平的升高而下降，苏中地区居民高家庭收入者高血压治疗率最低，为 36.4%，苏北地区居民中家庭收入者高血压治疗率最低，为 32.9%。见图 8-29。

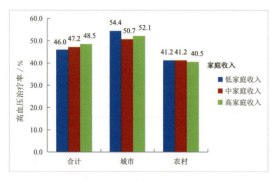

图 8-28　2018 年江苏省城乡不同家庭收入居民高血压治疗率

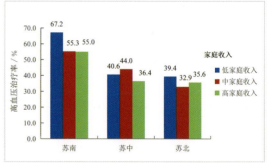

图 8-29　2018 年江苏省不同区域、不同家庭收入居民高血压治疗率

从职业分布来看，离退休人员高血压治疗率最高，为 68.9%；家务人员其次，为 57.9%；工人最低，为 37.7%。见图 8-30。

江苏省 18 岁及以上居民高血压知晓治疗率为 85.8%，女性高于男性，分别为 88.7% 和 83.2%；高血压知晓治疗率随年龄增长而上升。见图 8-31。

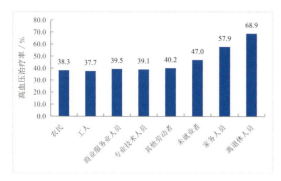

图 8-30 2018 年江苏省不同职业居民高血压治疗率

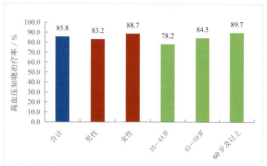

图 8-31 2018 年江苏省不同性别、不同年龄居民高血压知晓治疗率

从文化程度来看，文化程度为高中及以上者高血压知晓治疗率最低，为 81.2%。从家庭收入来看，高血压知晓治疗率随家庭收入水平的升高而上升。见图 8-32。

高血压知晓治疗率城市高于农村，分别为 90.5% 和 79.6%。苏南、苏中和苏北地区居民高血压知晓治疗率依次降低，分别为 95.7%，80.3% 和 74.6%。见图 8-33。

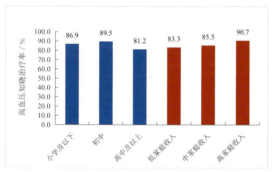

图 8-32 2018 年江苏省不同文化程度、不同家庭收入居民高血压知晓治疗率

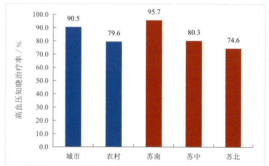

图 8-33 2018 年江苏省城乡不同区域居民高血压知晓治疗率

从职业分布来看，离退休人员高血压知晓治疗率最高，为 95.4%；专业技术人员其次，为 93.6%；工人最低，为 73.1%。见图 8-34。

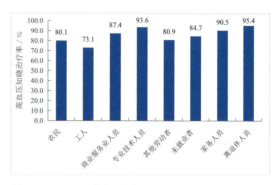

图 8-34 2018 年江苏省不同职业居民高血压知晓治疗率

七、高血压控制情况

江苏省18岁及以上居民高血压控制率为19.6%，女性高于男性，分别为22.6%和17.3%；城市高于农村，分别为22.4%和15.9%；苏南、苏中和苏北地区居民高血压控制率依次降低，分别为27.1%、14.9%和12.5%。见表8-7。

表8-7 2018年江苏省不同性别、年龄、地区居民高血压控制率

单位：%

	年龄组	合计	城乡		区域		
			城市	农村	苏南	苏中	苏北
合计	小计	19.6	22.4	15.9	27.1	14.9	12.5
	18—44岁	11.8	9.4	16.6	11.7	3.9	17.2
	45—59岁	22.4	27.7	15.5	35.6	14.0	11.4
	60岁及以上	22.4	28.8	16.0	33.4	19.6	11.0
男性	小计	17.3	20.8	11.8	23.9	13.0	9.6
	18—44岁	8.0	10.0	2.4	10.3	1.3	5.9
	45—59岁	20.9	26.3	12.6	32.6	9.8	10.9
	60岁及以上	22.5	28.6	15.9	32.7	19.9	10.8
女性	小计	22.6	25.1	20.1	32.3	17.0	15.8
	18—44岁	19.9	7.9	32.3	15.7	7.4	33.4
	45—59岁	24.4	29.9	18.6	40.4	18.6	12.1
	60岁及以上	22.3	29.1	16.0	34.1	19.3	11.2

从文化程度来看，文化程度为小学及以下者高血压控制率最低，为19.2%。城市居民文化程度为小学及以下者高血压控制率最低，为22.8%；农村居民文化程度为高中及以上者高血压控制率最低，为10.8%。见图8-35。苏南、苏中、苏北地区居民文化程度为高中及以上者高血压控制率均最低，分别为27.9%、7.6%和8.3%。见图8-36。

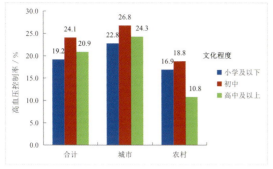

图 8-35　2018 年江苏省城乡不同文化程度居民高血压控制率

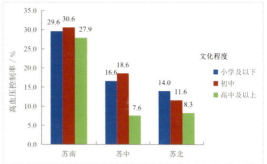

图 8-36　2018 年江苏省不同区域、不同文化程度居民高血压控制率

从家庭收入来看，中家庭收入者高血压控制率最低，为 19.4%。城市和农村居民中家庭收入者高血压控制率均最低，分别为 23.0% 和 13.2%。见图 8-37。苏中和苏北地区居民高血压控制率均随家庭收入水平的升高而下降，苏南地区居民中家庭收入者高血压控制率最低，为 25.9%。见图 8-38。

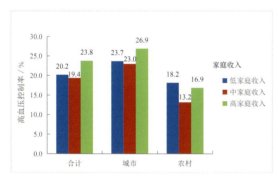

图 8-37　2018 年江苏省城乡不同家庭收入居民高血压控制率

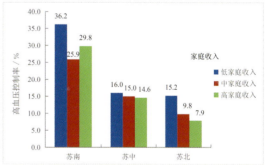

图 8-38　2018 年江苏省不同区域、不同家庭收入居民高血压控制率

从职业分布来看，离退休人员高血压控制率最高，为 36.6%；家务人员其次，为 25.7%；农民和工人最低，均为 13.9%。见图 8-39。

江苏省 18 岁及以上居民高血压治疗控制率为 42.9%，女性高于男性，分别为 43.0% 和 42.8%；高血压治疗控制率随年龄增长而下降。见图 8-40。

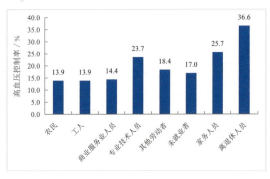 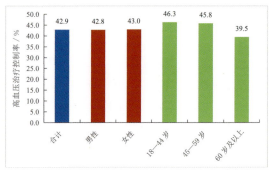

图 8-39　2018 年江苏省不同职业居民高血压控制率　　图 8-40　2018 年江苏省不同性别、不同年龄居民高血压治疗控制率

高血压治疗控制率随文化程度的升高而上升。中家庭收入者高血压治疗控制率最低，为 41.1%。见图 8-41。

高血压治疗控制率城市高于农村，分别为 46.0% 和 38.2%。苏南、苏中和苏北地区居民高血压治疗控制率依次降低，分别为 50.3%，36.2% 和 33.3%。见图 8-42。

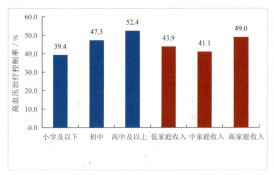 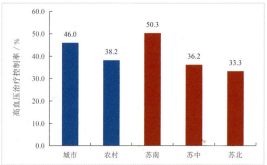

图 8-41　2018 年江苏省不同文化程度、不同家庭收入居民高血压治疗控制率　　图 8-42　2018 年江苏省城乡、不同区域居民高血压治疗控制率

从职业分布来看，专业技术人员高血压治疗控制率最高，为 60.7%；离退休人员其次，为 53.1%；农民和未就业者最低，均为 36.2%。见图 8-43。

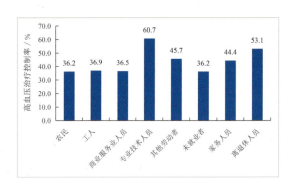

图 8-43　2018 年江苏省不同职业居民高血压治疗控制率

八、高血压管理情况

江苏省 35 岁及以上高血压患者健康管理率为 60.6%，男性高于女性，分别为 61.1% 和 59.9%；35 岁及以上高血压患者健康管理率随年龄增长而上升，其中 35—44 岁年龄组高血压患者健康管理率为 53.9%，60 岁及以上年龄组高血压患者健康管理率为 63.8%。见图 8-44。

从文化程度来看，35 岁及以上文化程度为高中及以上者高血压患者健康管理率最低，为 55.3%。35 岁及以上高血压患者健康管理率随家庭收入水平的升高而上升，其中低家庭收入的 35 岁及以上高血压患者健康管理率为 57.5%，高家庭收入的 35 岁及以上高血压患者健康管理率为 66.8%。见图 8-45。

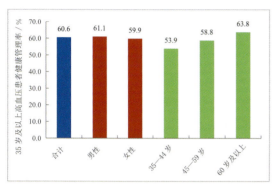

图 8-44 2018 年江苏省不同性别、不同年龄 35 岁及以上高血压患者健康管理率

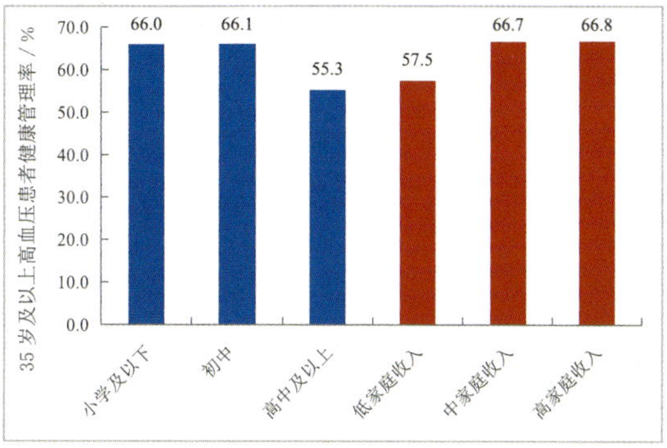

图 8-45 2018 年江苏省不同文化程度、不同家庭收入 35 岁及以上高血压患者健康管理率

35 岁及以上高血压患者健康管理率农村高于城市，分别为 65.0% 和 57.3%。苏北地区 35 岁及以上高血压患者健康管理率最低，为 49.5%；苏中地区 35 岁及以上高血压患者健康管理率最高，为 72.4%。见图 8-46。

从职业分布来看，35 岁及以上农民高血压患者健康管理率最高，为 73.1%；工人其次，为 71.0%；商业服务业人员最低，为 49.9%。见图 8-47。

江苏省 35 岁及以上高血压患者规范管理率为 50.1%，女性高于男性，分别为 53.6% 和 47.1%；35 岁及以上高血压患者规范管理率随年龄增长而上升，其中 35—44 岁高血压患者规范管理率为 45.1%，60 岁及以上高血压患者规范管理率为 52.1%。见图 8-48。

35 岁及以上初中文化程度高血压患者规范管理率最低，为 49.5%；35 岁及以上高中及以上文化程度高血压患者规范管理率最高，为 59.8%。35 岁及以上中家庭收入高血压患者规范管理率最低，为 49.8%；35 岁及以上高家庭收入高血压患者规范管理率最高，为 55.6%。见图 8-49。

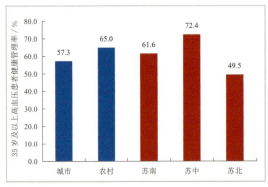

图 8-46　2018 年江苏省城乡、不同区域 35 岁及以上高血压患者健康管理率

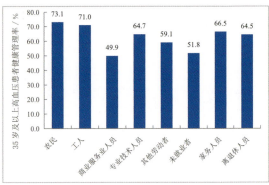

图 8-47　2018 年江苏省不同职业 35 岁及以上高血压患者健康管理率

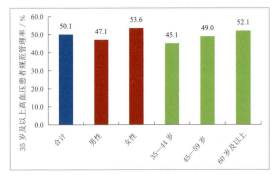

图 8-48　2018 年江苏省不同性别、不同年龄 35 岁及以上高血压患者规范管理率

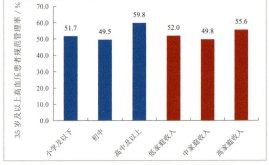

图 8-49　2018 年江苏省不同文化程度、不同家庭收入 35 岁及以上高血压患者规范管理率

35 岁及以上高血压患者规范管理率城市高于农村，分别为 52.8% 和 46.8%。35 岁及以上苏北地区高血压患者规范管理率最低，为 34.0%；35 岁及以上苏中地区高血压患者规范管理率最高，为 56.3%。见图 8-50。

从职业分布来看，35 岁及以上商业服务业人员高血压患者规范管理率最高，为 65.8%；专业技术人员其次，为 60.3%；农民最低，为 44.5%。见图 8-51。

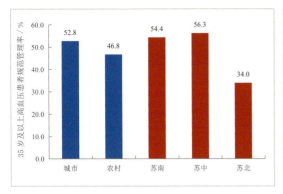

图 8-50 2018 年江苏省城乡、不同区域 35 岁及以上高血压患者规范管理率

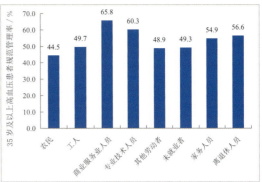

图 8-51 2018 年江苏省不同职业 35 岁及以上高血压患者规范管理率

九、本章小结

江苏省 18 岁及以上居民平均收缩压和舒张压分别为 128.1 mmHg 和 77.3 mmHg，收缩压和舒张压均为男性高于女性，农村高于城市，苏南、苏中和苏北依次升高。平均收缩压随年龄增长而升高，平均舒张压随年龄增长而先升高后下降。平均收缩压随文化程度的升高而下降，文化程度为初中者平均舒张压最高，为 78.9 mmHg。平均收缩压和舒张压均随家庭收入水平的升高而下降。不同职业居民中，农民平均收缩压和舒张压均最高，分别为 134.7 mmHg 和 78.7 mmHg。

江苏省 18 岁及以上居民 3 个月内血压检测率为 54.9%，女性高于男性，农村高于城市，苏南、苏北和苏中依次升高。3 个月内血压检测率随年龄增长而上升，随文化程度和家庭收入水平的升高而下降。不同职业居民中，商业服务业人员 3 个月内血压检测率最低，为 46.4%。

江苏省 18 岁及以上居民高血压患病率为 32.3%，男性高于女性，农村高于城市，苏南、苏中和苏北依次升高。高血压患病率随年龄增长而上升，随文化程度和家庭收入水平的升高而下降。不同职业居民中，离退休人员高血压患病率最高，为 55.5%。

江苏省 18 岁及以上居民高血压知晓率为 53.2%，女性高于男性，城市高于农村，苏北、苏中和苏南依次升高。高血压知晓率随年龄增长而上升。文化程度为高中及以上者高血压知晓率最低，为 49.1%。高血压知晓率随家庭收入水平的升高而下降。不同职业居民中，专业技术人员高血压知晓率最低，为 41.8%。

江苏省 18 岁及以上居民高血压治疗率为 45.7%，女性高于男性，城市高于农村，苏北、苏中和苏南依次升高。高血压治疗率随年龄增长而上升。文化程度为高中及以上者高血压治疗率最低，为 39.9%。高血压治疗率随家庭收入水平的升高而上升。不同职业居民中，工人高血压治疗率最低，为 37.7%。

江苏省 18 岁及以上居民高血压知晓治疗率为 85.8%，女性高于男性，城市高于农村，苏北、苏中和苏南依次升高。高血压知晓治疗率随年龄增长而上升。文化程度为高中及以上者高血压知晓治疗率最低，为 81.2%。高血压知晓治疗率随家庭收入水平的升高而上升。不同职业居民中，工人高血压知晓治疗率最低，为 73.1%。

江苏省 18 岁及以上居民高血压控制率为 19.6%，女性高于男性，城市高于农村，苏北、苏中和苏南依次升高。18—44 岁年龄组居民高血压控制率最低，为 11.8%。文化程度为小学及以下者高血压控制率最低，为 19.2%。中家庭收入者高血压控制率最低，为 19.4%。不同职业居民中，农民和工人高血压控制率最低，均为 13.9%。

江苏省 18 岁及以上居民高血压治疗控制率为 42.9%，女性高于男性，城市高于农村，苏北、苏中和苏南依次升高。高血压治疗控制率随年龄增长而下降。高血压治疗控制率随文化程度的升高而上升。中家庭收入者高血压治疗控制率最低，为 41.1%。不同职业居民中，农民和未就业者高血压治疗控制率最低，均为 36.2%。

江苏省 35 岁及以上高血压患者健康管理率为 60.6%，男性高于女性，农村高于城市，苏北、苏南和苏中依次升高。高血压患者健康管理率随年龄增长而上升。35 岁及以上文化程度为高中及以上者高血压患者健康管理率最低，为 55.3%。35 岁及以上高血压患者健康管理率随家庭收入水平的升高而上升。不同职业居民中，35 岁及以上商业服务业人员高血压患者健康管理率最低，为 49.9%。

江苏省 35 岁及以上高血压患者规范管理率为 50.1%，女性高于男性，城市高于农村，苏北、苏南和苏中依次升高。35 岁及以上高血压患者规范管理率随年龄增长而上升。35 岁及以上初中文化程度高血压患者规范管理率最低，为 49.5%。35 岁及以上中家庭收入水平高血压患者规范管理率最低，为 49.8%。不同职业居民中，35 岁及以上农民高血压患者规范管理率最低，为 44.5%。

第九章　血糖情况

一、相关指标定义

1年内血糖检测率：调查时自报1年内检测过血糖者占调查人群的比例。

糖尿病前期患病率：调查前未被乡镇（社区）级或以上医院确诊为糖尿病患者，6.1 mmol/L≤空腹血糖＜7.0 mmol/L且服糖后2小时（OGTT-2h）血糖＜7.8 mmol/L者和（或）空腹血糖＜7.0 mmol/L且7.8 mmol/L≤服糖后2小时（OGTT-2h）血糖＜11.1 mmol/L者占调查人群的比例。

单纯空腹血糖受损率：调查前未被乡镇（社区）级或以上医院确诊为糖尿病患者，并且6.1 mmol/L≤空腹血糖＜7.0 mmol/L和糖耐量正常者占调查人群的比例。

单纯糖耐量减低率：调查前未被乡镇（社区）级或以上医院确诊为糖尿病患者，并且7.8 mmol/L≤服糖后2小时（OGTT-2h）血糖＜11.1 mmol/L和空腹血糖正常者占调查人群的比例。

糖尿病患者：调查时空腹血糖≥7.0 mmol/L和（或）服糖后2小时（OGTT-2h）血糖≥11.1 mmol/L者，或调查前已被乡镇（社区）级或以上医院确诊为糖尿病患者。

糖尿病患病率：糖尿病患者在调查人群中所占的比例。

糖尿病知晓率：糖尿病患者中，本次调查之前即知道自己患糖尿病者（经乡镇卫生院/社区卫生服务中心及以上级别医疗机构医生诊断）所占的比例。

糖尿病治疗率：糖尿病患者中，采取治疗措施［包括生活方式干预和（或）药物治疗］控制血糖者所占的比例。

糖尿病知晓治疗率：本次调查前已知道自己患糖尿病者中，采取措施控制血糖者所占的比例。

糖尿病控制率：糖尿病患者中，调查时空腹血糖控制在7.0 mmol/L以下者所占的比例。

糖尿病治疗控制率：已采取治疗措施的糖尿病患者中，目前空腹血糖控制在7.0 mmol/L以下者所占的比例。

糖尿病患者健康管理率：调查前已明确被乡镇（社区）级或以上医院诊断为糖尿病的35岁及以上患者中，纳入基层医疗卫生机构健康管理的糖尿病患者所占的比例。

糖尿病患者规范管理率：调查时已纳入基层医疗卫生机构健康管理的糖尿病患者中，同时得到基层医疗卫生机构所提供的每年至少 4 次血糖测量和用药、膳食、身体活动、戒烟（其中从不吸烟者除外）、戒酒/限酒（其中从不饮酒者除外）5 个方面指导者所占的比例。

二、血糖平均水平

江苏省 18 岁及以上居民空腹血糖平均水平为 6.0 mmol/L。男性高于女性，分别为 6.1 mmol/L 和 5.9 mmol/L；农村高于城市，分别为 6.1 mmol/L 和 5.9 mmol/L；苏南低于苏中和苏北，分别为 5.9 mmol/L、6.1 mmol/L 和 6.1 mmol/L。无论是不同性别还是不同地区，居民空腹血糖平均水平基本上随年龄增长呈持续上升趋势。见表 9-1。

表 9-1　2018 年江苏省不同性别、年龄、地区居民空腹血糖平均水平

单位：mmol/L

	年龄组	合计	城乡		区域		
			城市	农村	苏南	苏中	苏北
合计	小计	6.0	5.9	6.1	5.9	6.1	6.1
	18—44 岁	5.7	5.6	5.7	5.6	5.7	5.8
	45—59 岁	6.3	6.3	6.3	6.2	6.3	6.4
	60 岁及以上	6.4	6.4	6.4	6.4	6.3	6.5
男性	小计	6.1	6.0	6.1	5.9	6.2	6.3
	18—44 岁	5.8	5.7	5.9	5.6	6.1	5.9
	45—59 岁	6.4	6.4	6.5	6.3	6.4	6.6
	60 岁及以上	6.4	6.5	6.3	6.5	6.2	6.4
女性	小计	5.9	5.8	6.0	5.8	5.9	6.0
	18—44 岁	5.5	5.5	5.6	5.5	5.5	5.6
	45—59 岁	6.1	6.1	6.2	6.0	6.3	6.2
	60 岁及以上	6.5	6.4	6.5	6.4	6.4	6.6

从文化程度来看，随着文化程度的升高，城市和农村以及不同区域居民空腹血糖平均水平均呈现下降趋势，文化程度为小学及以下、初中和高中及以上者的空腹血糖平均水平分别为 6.3 mmol/L、6.0 mmol/L 和 5.7 mmol/L。见图 9-1，图 9-2。

从家庭收入来看，随着家庭收入水平的升高，城市和农村以及不同区域居民空腹血糖平均水平均呈现下降趋势。低、中和高家庭收入者的空腹血糖平均水平分别为 6.2 mmol/L、6.1 mmol/L 和 5.8 mmol/L。见图 9-3，图 9-4。

从职业分布来看，离退休人员的空腹血糖平均水平最高，为 6.4 mmol/L。见图 9-5。

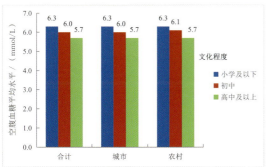

图 9-1 2018 年江苏省城乡不同文化程度居民空腹血糖平均水平

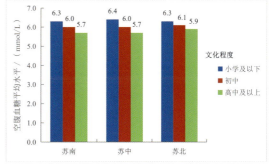

图 9-2 2018 年江苏省不同区域、不同文化程度居民空腹血糖平均水平

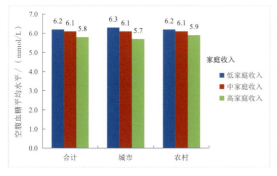

图 9-3 2018 年江苏省城乡不同家庭收入居民空腹血糖平均水平

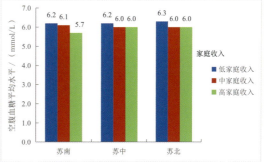

图 9-4 2018 年江苏省不同区域、不同家庭收入居民空腹血糖平均水平

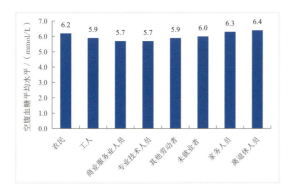

图 9-5 2018 年江苏省不同职业居民空腹血糖平均水平

江苏省 18 岁及以上居民服糖后 2 小时（OGTT-2h）血糖平均水平为 6.9 mmol/L。男性高于女性，分别为 7.0 mmol/L 和 6.8 mmol/L；农村高于城市，分别为 7.2 mmol/L 和 6.7 mmol/L；苏中高于苏北和苏南，分别为 7.4 mmol/L、7.2 mmol/L 和 6.6 mmol/L。不同性别和区域的居民服糖后 2 小时（OGTT-2h）血糖水平均随年龄增长呈上升趋势。见表 9-2。

表 9-2 2018 年江苏省不同性别、年龄、地区居民服糖后 2 小时血糖平均水平

单位：mmol/L

	年龄组	合计	城乡		区域		
			城市	农村	苏南	苏中	苏北
合计	小计	6.9	6.7	7.2	6.6	7.4	7.2
	18—44 岁	6.3	6.2	6.5	6.1	6.7	6.4
	45—59 岁	7.4	7.3	7.6	7.2	7.7	7.6
	60 岁及以上	8.0	7.7	8.2	7.6	8.2	8.3
男性	小计	7.0	6.9	7.1	6.8	7.3	7.2
	18—44 岁	6.4	6.4	6.4	6.3	6.6	6.4
	45—59 岁	7.6	7.5	7.7	7.6	7.6	7.7
	60 岁及以上	7.8	7.7	7.9	7.5	8.0	8.1
女性	小计	6.8	6.5	7.3	6.4	7.4	7.1
	18—44 岁	6.2	6.0	6.7	5.9	6.8	6.4
	45—59 岁	7.2	7.1	7.5	6.8	7.8	7.5
	60 岁及以上	8.1	7.7	8.5	7.7	8.4	8.4

从文化程度来看，随着文化程度的升高，城市和农村以及不同区域居民服糖后 2 小时（OGTT-2h）血糖平均水平均呈现下降趋势。文化程度为小学及以下、初中和高中及以上者的服糖后 2 小时（OGTT-2h）血糖平均水平分别为 7.9 mmol/L、7.1 mmol/L 和 6.2 mmol/L。见图 9-6，图 9-7。

从家庭收入来看，随着家庭收入水平的升高，城市和农村以及苏南和苏中地区居民服糖后 2 小时（OGTT-2h）血糖平均水平均呈现下降趋势。低、中和高家庭收入者的服糖后 2 小时（OGTT-2h）血糖平均水平分别为 7.5 mmol/L、6.9 mmol/L 和 6.6 mmol/L。见图 9-8，图 9-9。

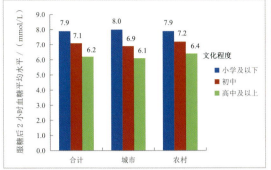

图 9-6 2018 年江苏省城乡不同文化程度居民服糖后 2 小时血糖平均水平

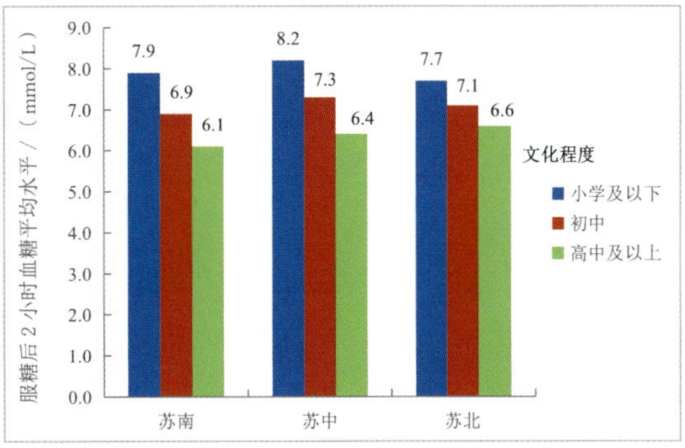

图 9-7 2018 年江苏省不同区域、不同文化程度居民服糖后 2 小时血糖平均水平

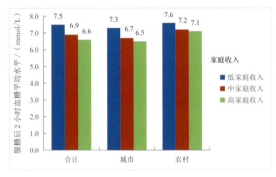

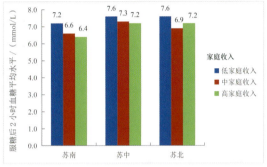

图 9-8 2018 年江苏省城乡不同家庭收入居民服糖后 2 小时血糖平均水平

图 9-9 2018 年江苏省不同区域、不同家庭收入居民服糖后 2 小时血糖平均水平

从职业分布来看，家务人员的服糖后 2 小时（OGTT-2h）血糖平均水平最高，为 7.8 mmol/L。见图 9-10。

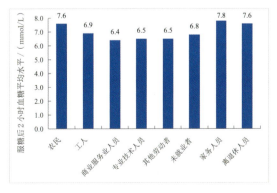

图 9-10 2018 年江苏省不同职业居民服糖后 2 小时血糖平均水平

三、血糖检测情况

江苏省 18 岁及以上居民 1 年内血糖检测率为 47.1%。女性高于男性，分别为 49.2% 和 44.9%；城市高于农村，分别为 50.2% 和 42.7%；苏中高于苏南和苏北，分别为 56.3%、51.3% 和 32.6%。不同性别和地区居民 1 年内血糖检测率均随年龄的增长呈上升趋势。见表 9-3。

表 9-3 2018 年江苏省不同性别、年龄、地区居民 1 年内血糖检测率

单位：%

	年龄组	合计	城乡		区域		
			城市	农村	苏南	苏中	苏北
合计	小计	47.1	50.2	42.7	51.3	56.3	32.6
	18—44 岁	37.8	39.8	34.3	41.3	43.2	25.9
	45—59 岁	49.6	54.8	42.9	56.3	57.6	36.1
	60 岁及以上	67.7	76.3	58.7	80.0	74.9	42.5
男性	小计	44.9	48.3	40.0	50.2	52.4	29.2
	18—44 岁	37.1	40.1	32.0	43.4	35.6	21.5
	45—59 岁	45.0	48.8	40.0	49.4	54.2	33.8
	60 岁及以上	65.1	73.8	55.9	78.8	72.0	38.2
女性	小计	49.2	52.0	45.3	52.5	59.5	35.8
	18—44 岁	38.4	39.5	36.5	39.0	48.4	29.6
	45—59 岁	54.4	61.0	45.9	63.9	60.7	38.4
	60 岁及以上	70.2	78.7	61.4	81.2	77.6	46.5

在不同文化程度和家庭收入人群中，城市和农村以及不同区域居民 1 年内血糖检测率差别较大。见图 9-11，图 9-12，图 9-13，图 9-14。

从职业分布来看，离退休人员的 1 年内血糖检测率最高，为 79.1%；未就业者的 1 年内血糖检测率最低，为 35.5%。见图 9-15。

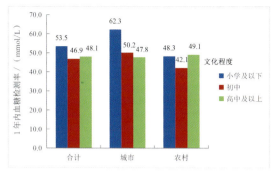

图 9-11 2018 年江苏省城乡不同文化程度居民 1 年内血糖检测率

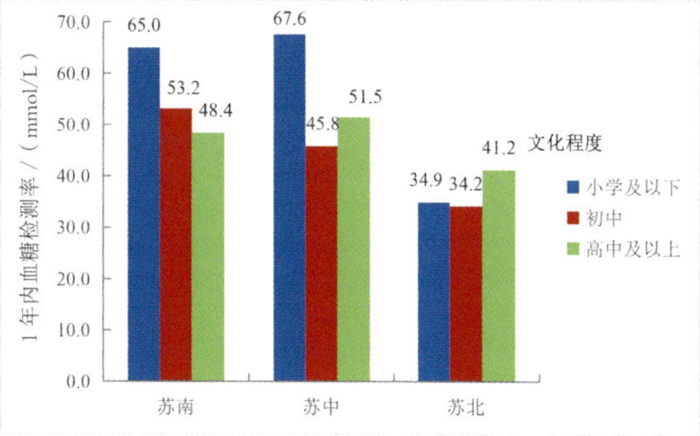

图 9-12 2018 年江苏省不同区域、不同文化程度居民 1 年内血糖检测率

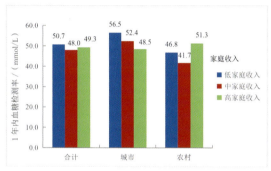

图 9-13 2018 年江苏省城乡不同家庭收入居民 1 年内血糖检测率

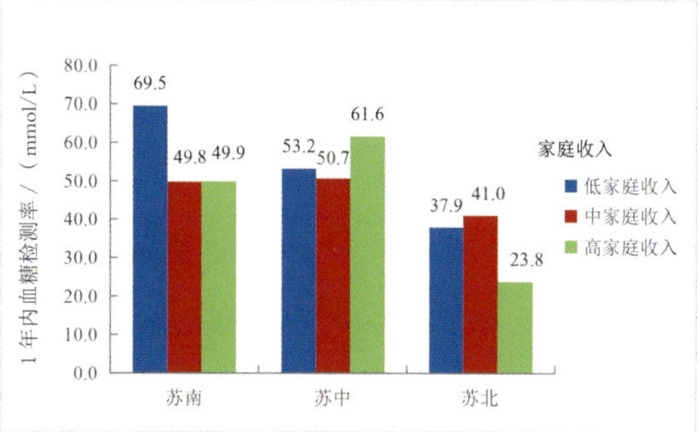

图 9-14 2018 年江苏省不同区域、不同家庭收入居民 1 年内血糖检测率

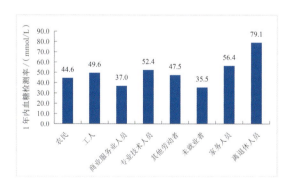

图 9-15 2018 年江苏省不同职业居民 1 年内血糖检测率

四、糖尿病前期情况

江苏省18岁及以上居民糖尿病前期患病率为23.5%。男性高于女性，分别为25.6%和21.4%；农村高于城市，分别为28.0%和20.4%；苏北高于苏中和苏南，分别为27.5%、26.7%和20.0%。除苏北地区以外，不同性别和地区居民糖尿病患病率均随年龄增长呈上升趋势。见表9-4。

表9-4 2018年江苏省不同性别、年龄、地区居民糖尿病前期患病率

单位：%

			城乡		区域		
年龄组		合计	城市	农村	苏南	苏中	苏北
合计	小计	23.5	20.4	28.0	20.0	26.7	27.5
	18—44岁	17.7	14.7	23.2	15.0	24.5	19.5
	45—59岁	28.2	25.8	31.2	24.5	25.3	34.7
	60岁及以上	32.7	31.5	33.8	32.5	31.5	34.2
男性	小计	25.6	22.8	29.8	21.4	30.1	31.2
	18—44岁	19.8	16.8	25.2	16.0	30.2	23.5
	45—59岁	30.6	28.4	33.4	27.0	23.9	39.3
	60岁及以上	34.8	35.0	34.5	34.8	35.2	34.2
女性	小计	21.4	17.9	26.3	18.5	24.1	24.2
	18—44岁	15.7	12.6	21.2	13.7	20.5	16.1
	45—59岁	25.7	23.2	28.9	21.8	26.5	30.2
	60岁及以上	30.7	28.2	33.3	30.2	28.1	34.2

随着文化程度和家庭收入水平的升高，除苏中地区以外，不同地区居民糖尿病前期患病率整体呈现下降趋势。见图9-16，图9-17，图9-18，图9-19。

从职业分布来看，离退休人员的糖尿病前期患病率最高，为30.8%；专业技术人员的糖尿病前期患病率最低，为16.3%。见图9-20。

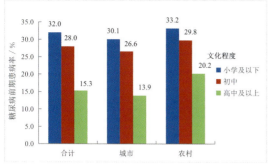

图 9-16　2018 年江苏省城乡不同文化程度居民糖尿病前期患病率

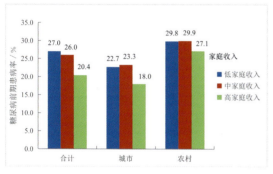

图 9-18　2018 年江苏省城乡不同家庭收入居民糖尿病前期患病率

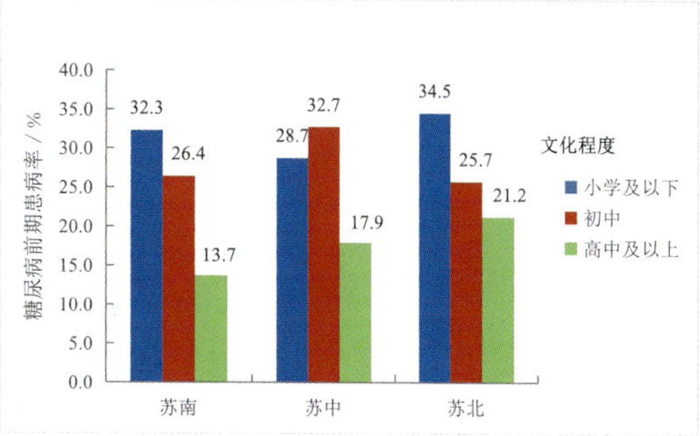

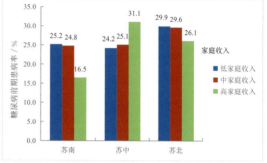

图 9-17　2018 年江苏省不同区域、不同文化程度居民糖尿病前期患病率

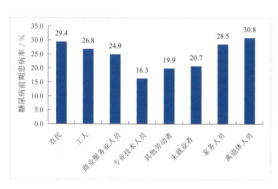

图 9-19　2018 年江苏省不同区域、不同家庭收入居民糖尿病前期患病率

图 9-20　2018 年江苏省不同职业居民糖尿病前期患病率

江苏省 18 岁及以上居民单纯空腹血糖受损率为 9.0%。男性高于女性，分别为 11.4% 和 6.7%；农村高于城市，分别为 10.1% 和 8.3%；苏北高于苏南和苏中，分别为 9.9%、8.9% 和 8.1%。除苏中地区外，不同性别和地区居民单纯空腹血糖受损率均以 45—59 岁年龄组最高。见表 9-5。

表 9-5 2018 年江苏省不同性别、年龄、地区居民单纯空腹血糖受损率

单位：%

	年龄组	合计	城乡		区域		
			城市	农村	苏南	苏中	苏北
合计	小计	9.0	8.3	10.1	8.9	8.1	9.9
	18—44 岁	7.2	6.0	9.4	7.0	8.9	6.5
	45—59 岁	12.2	12.2	12.1	11.9	7.8	15.1
	60 岁及以上	9.6	10.2	9.0	11.6	7.2	9.5
男性	小计	11.4	9.9	13.6	10.2	11.3	13.7
	18—44 岁	9.1	6.6	13.7	7.7	14.8	9.4
	45—59 岁	15.5	15.3	15.7	14.3	9.5	20.5
	60 岁及以上	11.8	12.7	10.8	14.3	8.3	11.9
女性	小计	6.7	6.7	6.8	7.5	5.6	6.4
	18—44 岁	5.4	5.4	5.4	6.3	4.9	4.1
	45—59 岁	8.8	9.0	8.6	9.4	6.3	9.7
	60 岁及以上	7.6	7.8	7.4	9.1	6.1	7.1

在不同文化程度和家庭收入人群中，城市和农村以及不同区域居民单纯空腹血糖受损率差别较大。见图 9-21，图 9-22，图 9-23，图 9-24。

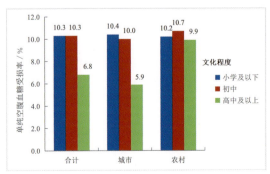

图 9-21 2018 年江苏省城乡不同文化程度居民单纯空腹血糖受损率

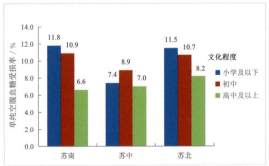

图 9-22 2018 年江苏省不同区域、不同文化程度居民单纯空腹血糖受损率

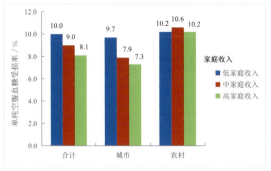

图 9-23 2018 年江苏省城乡不同家庭收入居民单纯空腹血糖受损率

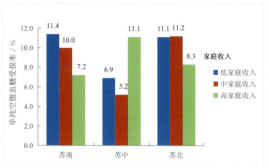

图 9-24 2018 年江苏省不同区域、不同家庭收入居民单纯空腹血糖受损率

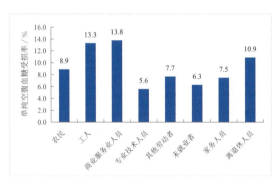

图 9-25 2018 年江苏省不同职业居民单纯空腹血糖受损率

从职业分布来看，商业服务业人员的单纯空腹血糖受损率最高，为 13.8%；专业技术人员的单纯空腹血糖受损率最低，为 5.6%。见图 9-25。

江苏省 18 岁及以上居民单纯糖耐量减低率为 9.2%。女性高于男性，分别为 10.1% 和 8.4%；农村高于城市，分别为 11.3% 和 7.8%；苏中高于苏北和苏南，分别为 12.6%、10.3% 和 7.3%。城乡女性居民单纯糖耐量减低率均随年龄增长呈上升趋势，且各年龄组农村居民单纯糖耐量减低率均高于城市居民。见表 9-6。

从文化程度来看，随着文化程度的升高，城市和农村以及苏南和苏北地区居民单纯糖耐量减低率呈现下降趋势。见图 9-26，图 9-27。

从家庭收入来看，城市和农村以及苏南地区居民单纯糖耐量减低率均在中收入家庭者中最高，低家庭收入者次之，高家庭收入者最低。见图 9-28，图 9-29。

从职业分布来看，家务人员的单纯糖耐量减低率最高，为 14.1%，其他劳动者的单纯糖耐量减低率最低，为 7.0%。见图 9-30。

表 9-6　2018 年江苏省不同性别、年龄、地区居民单纯糖耐量减低率

单位：%

	年龄组	合计	城乡		区域		
			城市	农村	苏南	苏中	苏北
合计	小计	9.2	7.8	11.3	7.3	12.6	10.3
	18—44 岁	7.4	6.2	9.6	5.9	12.3	7.3
	45—59 岁	9.6	8.8	10.6	8.1	10.3	11.0
	60 岁及以上	13.8	12.2	15.4	11.3	15.1	15.9
男性	小计	8.4	7.5	9.7	6.9	12.5	8.5
	18—44 岁	6.7	6.0	7.9	5.6	12.4	5.8
	45—59 岁	7.7	7.8	7.6	7.4	8.2	7.8
	60 岁及以上	14.1	12.4	15.8	11.5	16.4	15.2
女性	小计	10.1	8.2	12.8	7.7	12.6	12.0
	18—44 岁	8.1	6.4	11.1	6.3	12.1	8.6
	45—59 岁	11.4	9.8	13.5	8.9	12.1	14.2
	60 岁及以上	13.5	12.0	15.1	11.1	14.0	16.6

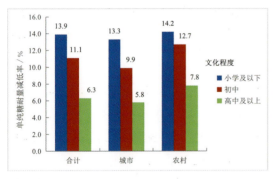

图 9-26　2018 年江苏省城乡不同文化程度居民单纯糖耐量减低率　　图 9-27　2018 年江苏省不同区域、不同文化程度居民单纯糖耐量减低率

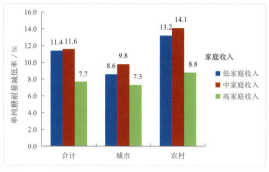

图 9-28 2018 年江苏省城乡不同家庭收入居民单纯糖耐量减低率

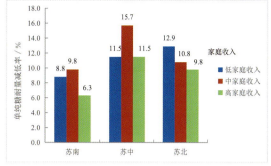

图 9-29 2018 年江苏省不同区域、不同家庭收入居民单纯糖耐量减低率

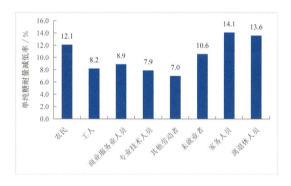

图 9-30 2018 年江苏省不同职业居民单纯糖耐量减低率

五、糖尿病患病情况

江苏省 18 岁及以上居民糖尿病患病率为 15.0%。男性高于女性，分别为 15.8% 和 14.2%；农村高于城市，分别为 16.4% 和 14.1%；苏中高于苏北和苏南，分别为 17.7%、17.2% 和 12.7%。不同性别和地区居民糖尿病患病率均随年龄增长呈上升趋势。见表 9-7。

从文化程度来看，随着文化程度的升高，城市和农村以及不同区域居民糖尿病患病率呈现下降趋势。文化程度为小学及以下、初中和高中及以上者的糖尿病患病率分别为 24.0%、14.5% 和 9.6%。见图 9-31，图 9-32。

表 9-7 2018 年江苏省不同性别、年龄、地区居民糖尿病患病率

单位：%

	年龄组	合计	城乡		区域		
			城市	农村	苏南	苏中	苏北
合计	小计	15.0	14.1	16.4	12.7	17.7	17.2
	18—44 岁	7.4	6.9	8.2	6.2	8.1	9.7
	45—59 岁	20.2	20.6	19.7	19.6	21.3	20.3
	60 岁及以上	28.5	28.6	28.5	27.6	29.3	29.1
男性	小计	15.8	15.6	16.2	14.0	18.7	17.6
	18—44 岁	8.4	8.4	8.5	7.4	11.3	9.3
	45—59 岁	22.8	23.1	22.5	22.8	23.7	22.4
	60 岁及以上	26.4	28.6	24.2	27.6	24.2	27.2
女性	小计	14.2	12.6	16.5	11.4	16.9	16.8
	18—44 岁	6.4	5.5	8.0	4.8	5.9	10.0
	45—59 岁	17.5	17.9	17.0	16.1	19.1	18.3
	60 岁及以上	30.5	28.6	32.5	27.5	34.0	31.0

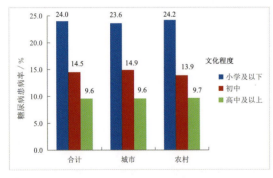

图 9-31 2018 年江苏省城乡不同文化程度居民糖尿病患病率

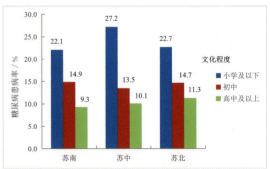

图 9-32 2018 年江苏省不同区域、不同文化程度居民糖尿病患病率

从家庭收入来看，随着家庭收入水平的升高，除苏北地区以外，城市和农村以及不同区域居民糖尿病患病率呈现下降趋势。低、中、高家庭收入者的糖尿病患病率分别为 21.8%、15.3% 和 11.1%。见图 9-33，图 9-34。

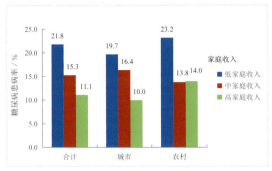

图 9-33 2018 年江苏省城乡不同家庭收入居民糖尿病患病率

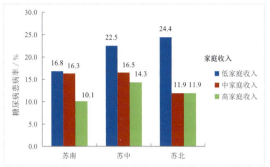

图 9-34 2018 年江苏省不同区域、不同家庭收入居民糖尿病患病率

从职业分布来看，离退休人员的糖尿病患病率最高，为 29.2%；商业服务业人员的糖尿病患病率最低，为 6.1%。见图 9-35。

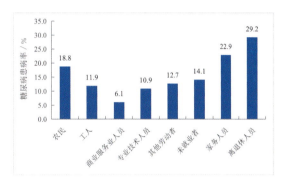

图 9-35 2018 年江苏省不同职业居民糖尿病患病率

六、糖尿病知晓情况

江苏省 18 岁及以上居民糖尿病知晓率为 37.8%。女性高于男性，分别为 42.9% 和 33.2%；农村高于城市，分别为 39.5% 和 36.5%；苏北高于苏中和苏南，分别为 44.7%、38.4% 和 32.5%。不同性别和地区各年龄组居民糖尿病知晓率差别较大。见表 9-8。

在不同文化程度和家庭收入人群中，城市和农村以及不同区域居民糖尿病知晓率差别较大。见图 9-36，图 9-37，图 9-38，图 9-39。

表 9-8 2018 年江苏省不同性别、年龄、地区居民糖尿病知晓率

单位：%

	年龄组	合计	城乡		区域		
			城市	农村	苏南	苏中	苏北
合计	小计	37.8	36.5	39.5	32.5	38.4	44.7
	18—44 岁	26.2	13.1	45.8	5.4	31.3	55.0
	45—59 岁	39.7	38.8	41.0	37.5	40.7	42.0
	60 岁及以上	44.1	53.1	34.7	50.4	40.0	40.0
男性	小计	33.2	33.0	33.5	29.4	40.9	33.5
	18—44 岁	19.5	13.7	29.9	8.5	37.5	29.9
	45—59 岁	38.3	37.3	39.6	35.7	44.7	38.2
	60 岁及以上	39.0	46.9	29.0	44.9	39.9	29.7
女性	小计	42.9	40.8	45.1	36.5	36.2	55.4
	18—44 岁	34.8	12.2	61.8	0.0	23.2	74.7
	45—59 岁	41.6	40.7	42.8	40.4	36.4	46.5
	60 岁及以上	48.2	59.0	38.6	55.5	40.1	48.5

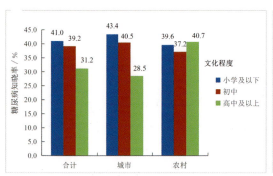

图 9-36 2018 年江苏省城乡不同文化程度居民糖尿病知晓率

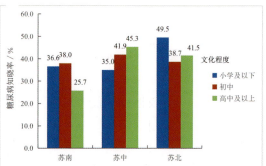

图 9-37 2018 年江苏省不同区域、不同文化程度居民糖尿病知晓率

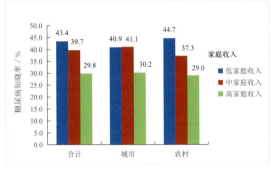

图 9-38　2018 年江苏省城乡不同家庭收入居民糖尿病知晓率

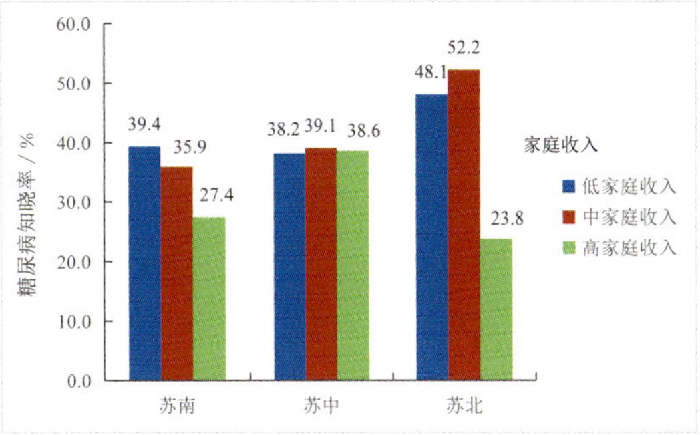

图 9-39　2018 年江苏省不同区域、不同家庭收入居民糖尿病知晓率

从职业分布来看，专业技术人员的糖尿病知晓率最低，为 19.6%。见图 9-40。

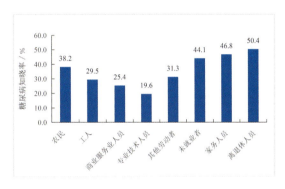

图 9-40　2018 年江苏省不同职业居民糖尿病知晓率

七、糖尿病治疗情况

江苏省 18 岁及以上居民糖尿病治疗率为 33.8%。女性高于男性，分别为 38.8% 和 29.2%；农村高于城市，分别为 33.9% 和 33.7%；苏北高于苏中和苏南，分别为 40.3%、31.7% 和 30.3%。不同性别和地区各年龄组居民糖尿病治疗率差别较大。见表 9-9。

从文化程度来看，随着文化程度的升高，城市和农村居民糖尿病治疗率呈现下降趋势。文化程度为小学及以下、初中和高中及以上者的糖尿病治疗率分别为 37.6%、35.8% 和 26.1%。苏中地区初中文化程度居民糖尿病治疗率最高，苏北地区小学及以下文化程度居民糖尿病治疗率最高。见图 9-41，图 9-42。

表 9-9 2018 年江苏省不同性别、年龄、地区居民糖尿病治疗率

单位：%

	年龄组	合计	城乡		区域		
			城市	农村	苏南	苏中	苏北
合计	小计	33.8	33.7	33.9	30.3	31.7	40.3
	18—44 岁	24.9	13.1	42.4	5.4	26.3	53.8
	45—59 岁	34.1	35.1	32.8	34.8	31.2	35.1
	60 岁及以上	39.7	49.2	30.0	47.0	34.3	35.9
男性	小计	29.2	31.0	26.7	28.0	32.8	28.6
	18—44 岁	17.8	13.7	25.0	8.5	28.7	29.9
	45—59 岁	32.9	34.7	30.6	33.7	35.0	30.7
	60 岁及以上	34.8	43.9	23.4	42.5	33.6	24.9
女性	小计	38.8	37.1	40.6	33.5	30.6	51.5
	18—44 岁	34.0	12.2	59.9	0.0	23.2	72.6
	45—59 岁	35.7	35.7	35.8	36.5	27.0	40.5
	60 岁及以上	43.7	54.2	34.4	51.2	34.7	45.1

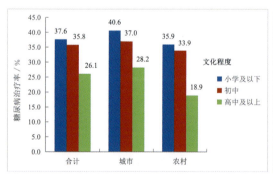

图 9-41 2018 年江苏省城乡不同文化程度居民糖尿病治疗率

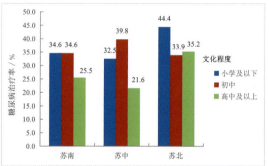

图 9-42 2018 年江苏省不同区域、不同文化程度居民糖尿病治疗率

从家庭收入来看，在不同家庭收入人群中，城市和农村以及不同区域糖尿病治疗率差别较大。见图 9-43，图 9-44。

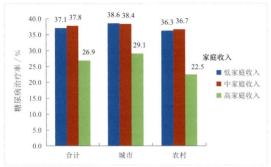

图 9-43 2018 年江苏省城乡不同家庭收入居民糖尿病治疗率

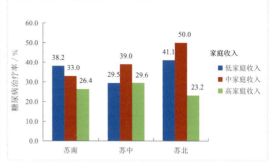

图 9-44 2018 年江苏省不同区域、不同家庭收入居民糖尿病治疗率

从职业分布来看，专业技术人员的糖尿病治疗率最低，为 19.1%。见图 9-45。

江苏省 18 岁及以上居民糖尿病知晓治疗率为 89.4%。女性高于男性，分别为 90.5% 和 88.1%；18—44 岁年龄组高于 60 岁及以上年龄组和 45—59 岁年龄组，分别为 94.8%、90.2% 和 85.9%。见图 9-46。

从文化程度来看，文化程度为小学及以下者高于初中和高中及以上者，分别为 91.8%、91.3% 和 83.7%；从家庭收入来看，中家庭收入者高于高家庭收入者和低家庭收入者，分别为 95.1%、90.1% 和 85.5%。见图 9-47。

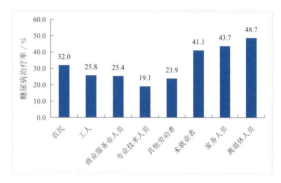

图 9-45 2018 年江苏省不同职业居民糖尿病治疗率

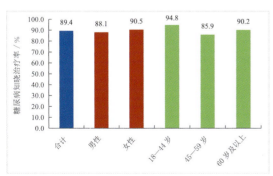

图 9-46 2018 年江苏省不同性别、不同年龄居民糖尿病知晓治疗率

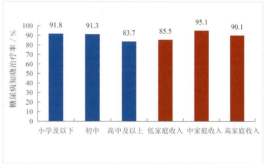

图 9-47 2018 年江苏省不同文化程度、不同家庭收入居民糖尿病知晓治疗率

江苏省18岁及以上居民糖尿病知晓治疗率城市高于农村，分别为92.5%和85.8%；苏南高于苏北和苏中，分别为93.4%、90.2%和82.4%。见图9-48。

从职业分布来看，其他劳动者的糖尿病知晓治疗率最低，为76.4%。见图9-49。

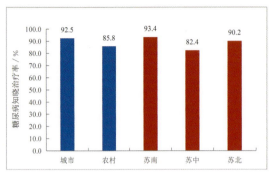

图9-48 2018年江苏省城乡、不同区域居民糖尿病知晓治疗率

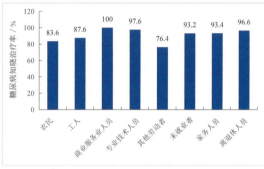

图9-49 2018年江苏省不同职业居民糖尿病知晓治疗率

八、糖尿病控制情况

江苏省18岁及以上居民糖尿病控制率为28.9%。女性高于男性，分别为34.8%和23.5%；城市高于农村，分别为29.7%和27.9%；苏中高于苏南和苏北，分别为32.1%、29.2%和26.0%。不同性别和地区各年龄组居民糖尿病控制率差别较大。见表9-10。

随着文化程度的升高，城市和农村居民糖尿病控制率呈现下降趋势，文化程度为小学及以下、初中和高中及以上者的糖尿病控制率分别为33.0%、24.2%和22.5%。见图9-50。在不同地区中，随着文化程度和家庭收入水平的升高，各地区糖尿病控制率差别较大。见图9-51，图9-52，图9-53。

从职业分布来看，专业技术人员的糖尿病控制率最低，为18.1%。见图9-54。

江苏省18岁及以上居民糖尿病治疗控制率为24.0%。女性高于男性，分别为27.9%和19.2%；60岁及以上年龄组高于45—59岁年龄组和18—44岁年龄组，分别为28.8%、23.2%和14.4%。见图9-55。

从文化程度来看，文化程度为高中及以上者高于初中和小学及以下者，分别为24.7%、24.3%和22.8%；高家庭收入者高于中家庭收入者和低家庭收入者，分别为26.7%、26.5%和19.0%。见图9-56。

表 9-10　2018 年江苏省不同性别、年龄、地区居民糖尿病控制率

单位：%

	年龄组	合计	城乡		区域		
			城市	农村	苏南	苏中	苏北
合计	小计	28.9	29.7	27.9	29.2	32.1	26.0
	18—44 岁	24.4	31.2	14.2	26.1	25.8	20.9
	45—59 岁	25.6	25.3	26.1	26.9	29.8	21.3
	60 岁及以上	35.1	33.2	37.1	34.2	36.2	35.2
男性	小计	23.5	24.5	22.0	26.9	20.3	20.4
	18—44 岁	19.6	26.3	7.5	29.0	6.0	9.2
	45—59 岁	20.6	19.2	22.4	24.0	18.2	17.1
	60 岁及以上	30.4	29.1	31.9	28.2	30.9	32.9
女性	小计	34.8	36.1	33.3	32.3	42.5	31.4
	18—44 岁	30.6	38.7	21.0	20.9	52.0	30.1
	45—59 岁	32.3	33.3	30.9	31.5	42.4	26.4
	60 岁及以上	39.0	37.1	40.6	39.9	39.7	37.0

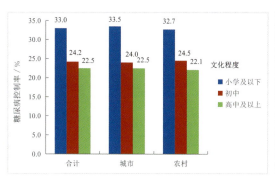

图 9-50　2018 年江苏省城乡不同文化程度居民糖尿病控制率　　图 9-51　2018 年江苏省不同区域、不同文化程度居民糖尿病控制率

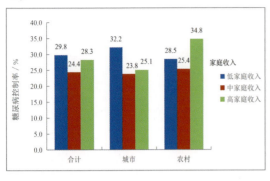

图 9-52　2018 年江苏省城乡不同家庭收入居民糖尿病控制率

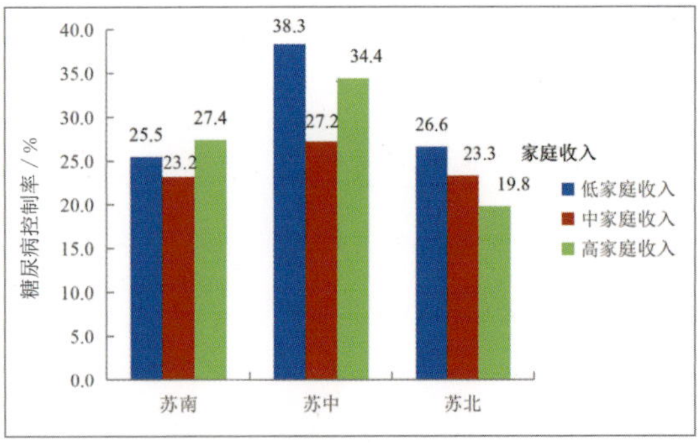

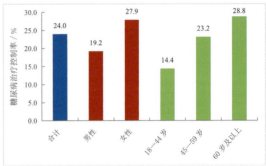

图 9-53　2018 年江苏省不同区域、不同家庭收入居民糖尿病控制率

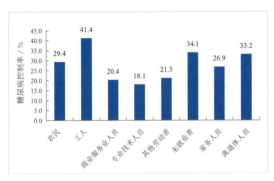

图 9-54　2018 年江苏省不同职业居民糖尿病控制率

图 9-55　2018 年江苏省不同性别、不同年龄居民糖尿病治疗控制率

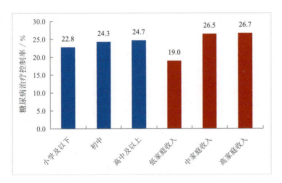

图 9-56　2018 年江苏省不同文化程度、不同家庭收入居民糖尿病治疗控制率

江苏省 18 岁及以上居民糖尿病治疗控制率城市高于农村，分别为 34.6% 和 10.8%；苏南高于苏中和苏北，分别为 34.5%、19.4% 和 16.0%。见图 9-57。

从职业分布来看，商业服务业人员的糖尿病治疗控制率最低，为 12.9%。见图 9-58。

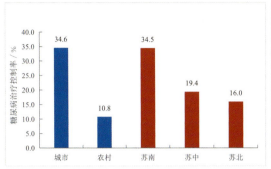

图 9-57　2018 年江苏省城乡、不同区域居民糖尿病治疗控制率

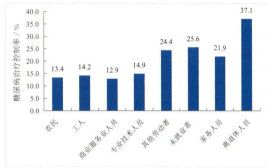

图 9-58　2018 年江苏省不同职业居民糖尿病治疗控制率

九、糖尿病管理情况

江苏省 35 岁及以上糖尿病患者健康管理率为 56.2%。女性高于男性，分别为 60.0% 和 52.2%；35-44 岁年龄组高于 60 岁及以上年龄组和 45—59 岁年龄组，分别为 60.5%、60.1% 和 50.3%。见图 9-59。

从文化程度来看，文化程度为初中者高于小学及以下和高中及以上者，分别为 64.6%、59.6% 和 45.0%；从家庭收入来看，高家庭收入者高于中家庭收入者和低家庭收入者，分别为 62.2%、62.1% 和 48.9%。见图 9-60。

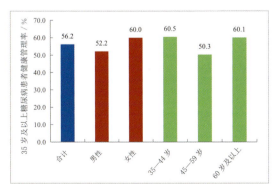

图 9-59　2018 年江苏省不同性别、不同年龄 35 岁及以上糖尿病患者健康管理率

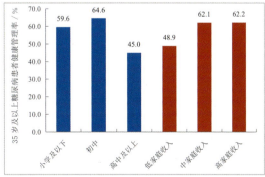

图 9-60　2018 年江苏省不同文化程度、不同家庭收入 35 岁及以上糖尿病患者健康管理率

江苏省35岁及以上糖尿病患者健康管理率农村高于城市，分别为61.9%和52.0%；苏中高于苏南和苏北，分别为75.5%、58.1%和33.2%。见图9-61。

从职业分布来看，专业技术人员的糖尿病患者健康管理率最低，为27.1%。见图9-62。

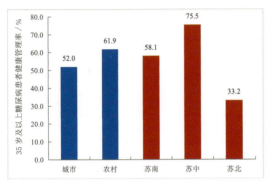

图9-61　2018年江苏省城乡、不同区域35岁及以上糖尿病患者健康管理率

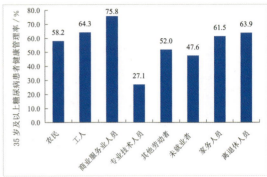

图9-62　2018年江苏省不同职业35岁及以上糖尿病患者健康管理率

江苏省35岁及以上糖尿病患者规范管理率为49.3%。男性高于女性，分别为52.4%和46.7%；35—44岁年龄组低于45—59岁年龄组和60岁及以上年龄组，分别为33.5%、51.5%和51.5%。见图9-63。

从文化程度来看，文化程度为高中及以上者高于小学及以下和初中者，分别为54.0%、52.6%和43.8%；从家庭收入来看，高家庭收入者高于中家庭收入者和低家庭收入者，分别为59.0%、46.0%和45.0%。见图9-64。

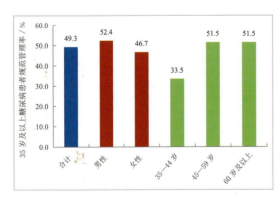

图9-63　2018年江苏省不同性别、不同年龄35岁及以上糖尿病患者规范管理率

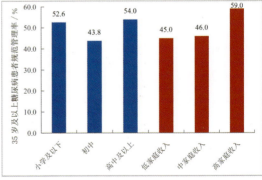

图9-64　2018年江苏省不同文化程度、不同家庭收入35岁及以上糖尿病患者规范管理率

江苏省 35 岁及以上糖尿病患者规范管理率城市高于农村，分别为 52.9% 和 45.1%；苏中高于苏南和苏北，分别为 57.3%、46.0% 和 39.2%。见图 9-65。

从职业分布来看，工人的糖尿病患者规范管理率最低，为 20.3%。见图 9-66。

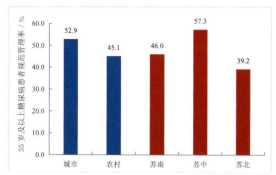

图 9-65 2018 年江苏省城乡、不同区域 35 岁及以上糖尿病患者规范管理率

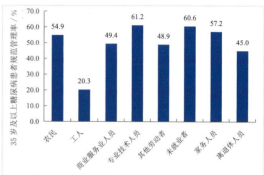

图 9-66 2018 年江苏省不同职业 35 岁及以上糖尿病患者规范管理率

十、本章小结

2018 年江苏省 18 岁及以上居民空腹血糖和服糖后 2 小时（OGTT-2h）血糖平均水平分别为 6.0 mmol/L 和 6.9 mmol/L。空腹血糖和服糖后 2 小时（OGTT-2h）血糖平均水平男性（6.1 mmol/L 和 7.0 mmol/L）均高于女性（5.9 mmol/L 和 6.8 mmol/L）；农村（6.1 mmol/L 和 7.2 mmol/L）均高于城市（5.9 mmol/L 和 6.7 mmol/L）。随着文化程度和家庭收入水平的升高，城市和农村以及不同区域居民空腹血糖和服糖后 2 小时（OGTT-2h）血糖平均水平呈现下降趋势。

江苏省 18 岁及以上居民 1 年内血糖检测率为 47.1%。女性（49.2%）高于男性（44.9%），城市（50.2%）高于农村（42.7%），苏中（56.3%）高于苏南（51.3%）和苏北（32.6%）。在不同职业居民中，未就业者的 1 年内血糖检测率最低（35.5%）。

江苏省 18 岁及以上居民糖尿病前期患病率为 23.5%。男性（25.6%）高于女性（21.4%），农村（28.0%）均高于城市（20.4%）。在不同职业居民中，离退休人员的糖尿病前期患病率最高（30.8%）。

江苏省 18 岁及以上居民单纯空腹血糖受损率和单纯糖耐量减低率分别为 9.0% 和 9.2%。农村（10.1% 和 11.3%）均高于城市（8.3% 和 7.8%）；单纯空腹血糖受损率男性（11.4%）高于女性（6.7%），单纯糖耐量减低率女性（10.1%）则高于男性（8.4%）。随着文化程度的升高，城市和农村居民单纯糖耐量减低率呈现下降趋势。在不同职业居民中，商业服务业人员的单纯空腹血糖受损率最高（13.8%），家务人员的单纯糖耐量减低率最高（14.1%）。

江苏省 18 岁及以上居民糖尿病患病率为 15.0%。男性（15.8%）高于女性（14.2%），农村（16.4%）高于城市（14.1%）。在不同职业居民中，离退休人员的糖尿病患病率最高（29.2%）。

江苏省 18 岁及以上居民糖尿病知晓率为 37.8%。女性（42.9%）高于男性（33.2%），农村（39.5%）高于城市（36.5%），苏北（44.7%）高于苏中（38.4%）和苏南（32.5%）。在不同职业居民中，专业技术人员的糖尿病知晓率最低（19.6%）。

江苏省 18 岁及以上居民糖尿病治疗率和知晓治疗率分别为 33.8% 和 89.4%。女性（38.8% 和 90.5%）均高于男性（29.2% 和 88.1%）；糖尿病治疗率农村（33.9%）高于城市（33.7%），糖尿病知晓治疗率城市（92.5%）则高于农村（85.8%）。随着文化程度的升高，城市和农村居民糖尿病治疗率呈现下降趋势。在不同职业居民中，专业技术人员的糖尿病治疗率最低（19.1%），其他劳动者的糖尿病知晓治疗率最低（76.4%）。

江苏省 18 岁及以上居民糖尿病控制率和治疗控制率为 28.9% 和 24.0%。女性（34.8% 和 27.9%）均高于男性（23.5% 和 19.2%），城市（29.7% 和 34.6%）均高于农村（27.9% 和 10.8%）。随着文化程度的升高，城市和农村居民糖尿病控制率呈现下降趋势。在不同职业居民中，专业技术人员的糖尿病控制率最低（18.1%），商业服务业人员的糖尿病治疗控制率最低（12.9%）。

江苏省 35 岁及以上糖尿病患者健康管理率和规范管理率分别为 56.2% 和 49.3%。糖尿病患者健康管理率女性（60.0%）高于男性（52.2%），农村（61.9%）高于城市（52.0%）。糖尿病患者规范管理率男性（52.4%）高于女性（46.7%），城市（52.9%）高于农村（45.1%）。

第十章　血脂情况

一、相关指标定义

1年内血脂检测率：调查时自报1年内检测过血脂者占调查人群的比例。

高胆固醇血症：总胆固醇（Total Cholesterol，TC）≥ 6.2 mmol/L。

高甘油三酯血症：甘油三酯（Triglyceride，TG）≥ 2.3 mmol/L。

高低密度脂蛋白胆固醇血症：低密度脂蛋白胆固醇（Low Density Lipoprotein Cholesterol，LDL-C）≥ 4.1 mmol/L。

低高密度脂蛋白胆固醇血症：高密度脂蛋白胆固醇（High Density Lipoprotein Cholesterol，HDL-C）< 1.0 mmol/L。

血脂异常：指已被乡镇（社区）级或以上医院诊断为血脂异常，或者调查时血浆或血清中TC、TG、LDL-C水平升高和（或）HDL-C水平降低。

高胆固醇血症患病率：高胆固醇血症者在调查人群中所占的比例。

高甘油三酯血症患病率：高甘油三酯血症者在调查人群中所占的比例。

高低密度脂蛋白胆固醇血症患病率：高低密度脂蛋白胆固醇血症者在调查人群中所占的比例。

低高密度脂蛋白胆固醇血症患病率：低高密度脂蛋白胆固醇血症者在调查人群中所占的比例。

血脂异常患病率：血脂异常患者在调查人群中所占的比例。

血脂异常知晓率：血脂异常患者中，本次调查之前即知道自己患血脂异常者（经乡镇卫生院/社区卫生服务中心及以上级别医疗机构医生诊断）所占的比例。

血脂异常治疗率：血脂异常患者中，采取措施（包括生活方式干预和药物治疗）控制血脂者所占的比例。

血脂异常控制率：血脂异常患者中，调查时血脂指标控制正常的血脂异常患者所占的比例。

注：异常值范围参考《中国成人血脂异常防治指南（2016年修订版）》。

二、血脂检测情况

江苏省 18 岁及以上居民 1 年内血脂检测率为 40.1%。其中，男性高于女性，分别为 41.7% 和 38.5%；城市高于农村，分别为 44.9% 和 33.0%；苏南和苏中地区均高于苏北地区，分别为 48.4%、42.8% 和 22.7%；1 年内血脂检测率随年龄增长而上升。见表 10-1。

表 10-1 2018 年江苏省不同性别、年龄、地区居民 1 年内血脂检测率

单位：%

	年龄组	合计	城乡		区域		
			城市	农村	苏南	苏中	苏北
合计	小计	40.1	44.9	33.0	48.4	42.8	22.7
	18—44 岁	35.9	39.3	29.8	42.3	34.1	21.5
	45—59 岁	37.5	42.7	30.8	46.4	42.2	23.3
	60 岁及以上	55.1	67.5	42.2	75.6	56.9	24.6
男性	小计	41.7	46.4	34.5	49.5	45.1	23.6
	18—44 岁	39.2	42.6	32.5	45.7	35.4	23.0
	45—59 岁	36.7	41.5	30.3	43.4	44.9	23.2
	60 岁及以上	56.0	67.7	43.6	76.4	57.9	25.7
女性	小计	38.5	43.3	31.6	47.1	41.0	21.8
	18—44 岁	32.8	35.9	27.2	38.5	33.2	20.1
	45—59 岁	38.4	44.0	31.3	49.7	39.8	23.3
	60 岁及以上	54.4	67.3	40.8	74.8	55.9	23.5

从文化程度来看，文化程度为高中及以上者 1 年内血脂检测率高于文化程度为小学及以下和初中者，分别为 47.2%、39.3% 和 37.8%。农村和苏中地区文化程度为高中及以上者 1 年内血脂检测率最高；城市和苏南地区文化程度为小学及以下者 1 年内血脂检测率最高，分别为 48.2% 和 56.4%；苏北地区居民 1 年内血脂检测率随文化程度的升高而上升。见图 10-1，图 10-2。

从家庭收入来看，高家庭收入者 1 年内血脂检测率高于低、中家庭收入者，分别为 46.0%、41.1% 和 37.9%。农村和苏中地区高家庭收入者 1 年内血脂检测率最高；城市和

苏南地区低家庭收入者1年内血脂检测率最高，分别为48.1%和64.0%；苏北地区居民1年内血脂检测率随家庭收入水平的升高而下降。见图10-3，图10-4。

从职业分布来看，离退休人员1年内血脂检测率最高（70.4%），未就业者1年内血脂检测率最低（24.8%）。见图10-5。

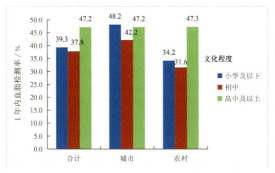

图10-1 2018年江苏省城乡不同文化程度居民1年内血脂检测率

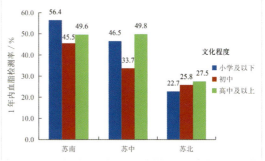

图10-2 2018年江苏省不同区域、不同文化程度居民1年内血脂检测率

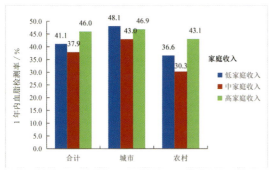

图10-3 2018年江苏省城乡不同家庭收入居民1年内血脂检测率

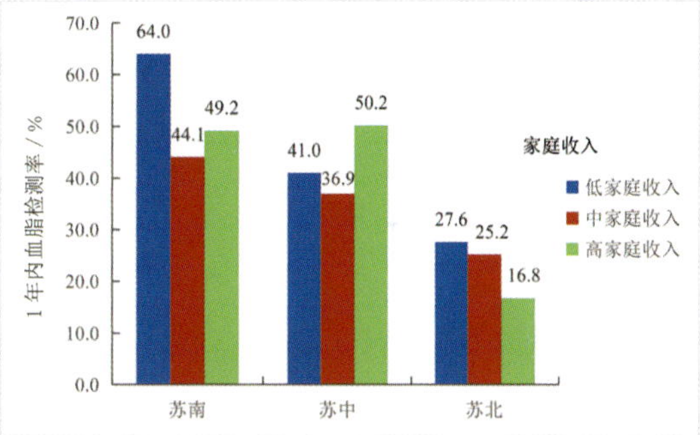

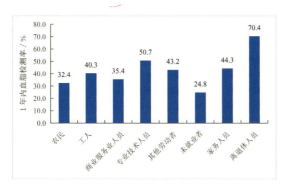

图10-4 2018年江苏省不同区域、不同家庭收入居民1年内血脂检测率

图10-5 2018年江苏省不同职业居民1年内血脂检测率

三、血脂异常水平

(一) 总胆固醇水平

江苏省 18 岁及以上居民总胆固醇平均值(TC 水平)为 4.7 mmol/L。其中,男女、城乡均为 4.7 mmol/L;苏中地区略高于苏南和苏北地区,分别为 4.8 mmol/L、4.7 mmol/L 和 4.7 mmol/L;在不同年龄组中,18—44 岁年龄组的 TC 水平最低,为 4.6 mmol/L。见表 10-2。

表 10-2 2018 年江苏省不同性别、年龄、地区居民总胆固醇(TC)平均值

单位: mmol/L

	年龄组	合计	城乡		区域		
			城市	农村	苏南	苏中	苏北
合计	小计	4.7	4.7	4.7	4.7	4.8	4.7
	18—44 岁	4.6	4.6	4.5	4.6	4.6	4.5
	45—59 岁	4.9	4.9	4.9	4.8	4.9	4.9
	60 岁及以上	4.9	4.9	4.9	4.9	4.9	4.9
男性	小计	4.7	4.7	4.7	4.7	4.8	4.7
	18—44 岁	4.7	4.7	4.6	4.7	4.8	4.6
	45—59 岁	4.8	4.8	4.9	4.8	4.8	4.8
	60 岁及以上	4.7	4.7	4.7	4.7	4.7	4.8
女性	小计	4.7	4.7	4.7	4.7	4.7	4.7
	18—44 岁	4.4	4.5	4.4	4.4	4.5	4.4
	45—59 岁	4.9	4.9	4.9	4.9	4.9	5.0
	60 岁及以上	5.1	5.1	5.1	5.1	5.0	5.1

从文化程度来看,城乡和不同区域均是文化程度为小学及以下者 TC 水平最高;农村和苏中地区居民 TC 水平随文化程度的升高而下降。见图 10-6,图 10-7。

从家庭收入来看,中家庭收入者 TC 水平高于低、高家庭收入者,分别为 4.8 mmol/L、4.7 mmol/L 和 4.7 mmol/L。城市和苏中地区中家庭收入者 TC 水平最高,农村和苏北地区低家庭收入者 TC 水平最高,苏南地区低家庭收入者 TC 水平最低(4.5 mmol/L)。见图 10-8,图 10-9。

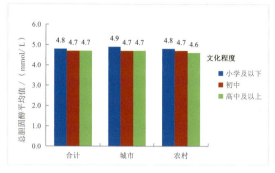

图 10-6 2018 年江苏省城乡不同文化程度居民总胆固醇（TC）平均值

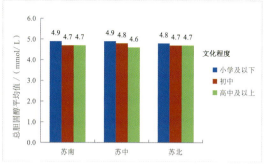

图 10-7 2018 年江苏省不同区域、不同文化程度居民总胆固醇（TC）平均值

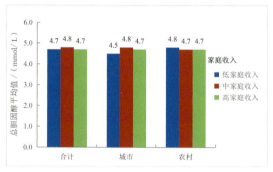

图 10-8 2018 年江苏省城乡不同家庭收入居民总胆固醇（TC）平均值

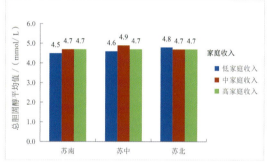

图 10-9 2018 年江苏省不同区域、不同家庭收入居民总胆固醇（TC）平均值

从职业分布来看，离退休人员 TC 水平最高（4.9 mmol/L），未就业者和其他劳动者 TC 水平最低（4.6 mmol/L）。见图 10-10。

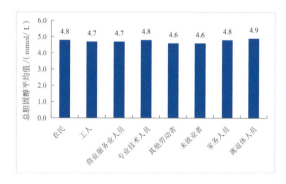

图 10-10 2018 年江苏省不同职业居民总胆固醇（TC）平均值

（二）甘油三酯水平

江苏省 18 岁及以上居民甘油三酯平均值（TG 水平）为 1.7 mmol/L。其中，男性高于女性，分别为 2.0 mmol/L 和 1.5 mmol/L；城市略低于农村，分别为 1.7 mmol/L 和 1.8 mmol/L；苏中地区略高于苏南和苏北地区，分别为 1.9 mmol/L、1.7 mmol/L 和 1.7 mmol/L；45—59 岁年龄组 TG 水平最高，为 1.9 mmol/L。见表 10-3。

表 10-3 2018 年江苏省不同性别、年龄、地区居民甘油三酯（TG）平均值

单位：mmol/L

	年龄组	合计	城乡		区域		
			城市	农村	苏南	苏中	苏北
合计	小计	1.7	1.7	1.8	1.7	1.9	1.7
	18—44 岁	1.7	1.6	1.8	1.6	2.1	1.7
	45—59 岁	1.9	2.0	1.9	1.9	1.9	1.9
	60 岁及以上	1.6	1.7	1.5	1.7	1.5	1.6
男性	小计	2.0	2.1	2.0	2.0	2.4	1.9
	18—44 岁	2.2	2.1	2.3	2.0	3.1	2.1
	45—59 岁	2.1	2.3	1.9	2.2	2.3	2.0
	60 岁及以上	1.5	1.6	1.4	1.7	1.4	1.5
女性	小计	1.5	1.4	1.5	1.4	1.5	1.6
	18—44 岁	1.2	1.2	1.3	1.2	1.3	1.3
	45—59 岁	1.7	1.7	1.8	1.6	1.6	1.9
	60 岁及以上	1.7	1.8	1.7	1.8	1.6	1.8

从文化程度来看，文化程度为初中者 TG 水平高于文化程度为小学及以下和高中及以上者，分别为 1.8 mmol/L、1.7 mmol/L 和 1.7 mmol/L。城市和苏南地区文化程度为初中者 TG 水平最高，分别为 1.9 mmol/L 和 2.0 mmol/L；农村和苏中地区文化程度为高中及以上者 TG 水平最高；苏北地区文化程度为小学及以下者 TG 水平最高；苏中地区居民 TG 水平随文化程度的升高而上升。见图 10-11，图 10-12。

从家庭收入来看，中家庭收入者 TG 水平高于低、高家庭收入者，分别为 1.8 mmol/L、1.7 mmol/L 和 1.7 mmol/L。城市中家庭收入者 TG 水平最高，农村中家庭收入者 TG 水平

最低，苏南地区不同家庭收入者 TG 水平相等（均为 1.7 mmol/L），苏中地区居民 TG 水平随家庭收入水平的升高而上升，苏北地区居民 TG 水平随家庭收入水平的升高而下降。见图 10-13，图 10-14。

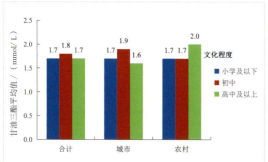

图 10-11　2018 年江苏省城乡不同文化程度居民甘油三酯（TG）平均值

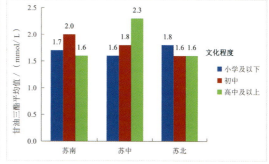

图 10-12　2018 年江苏省不同区域、不同文化程度居民甘油三酯（TG）平均值

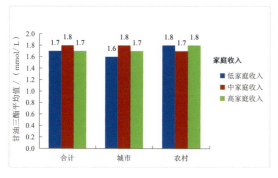

图 10-13　2018 年江苏省城乡不同家庭收入居民甘油三酯（TG）平均值

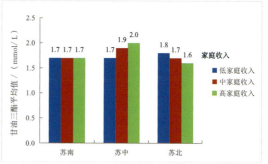

图 10-14　2018 年江苏省不同区域、不同家庭收入居民甘油三酯（TG）平均值

从职业分布来看，工人 TG 水平最高（2.1 mmol/L），农民和家务人员 TG 水平最低（均为 1.6 mmol/L）。见图 10-15。

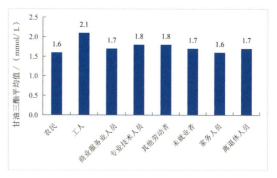

图 10-15　2018 年江苏省不同职业居民甘油三酯（TG）平均值

(三)低密度脂蛋白胆固醇水平

江苏省 18 岁及以上居民低密度脂蛋白胆固醇平均值（LDL-C 水平）为 2.8 mmol/L。其中，男女和城乡均为 2.8 mmol/L；苏北地区高于苏南和苏中地区，分别为 2.9 mmol/L、2.8 mmol/L 和 2.7 mmol/L；45—59 岁年龄组和 60 岁及以上年龄组均高于 18—44 岁年龄组，分别为 2.9 mmol/L、2.9 mmol/L 和 2.7 mmol/L。见表 10-4。

表 10-4 2018 年江苏省不同性别、年龄、地区居民低密度脂蛋白胆固醇（HDL-C）平均值

单位：mmol/L

	年龄组	合计	城乡		区域		
			城市	农村	苏南	苏中	苏北
合计	小计	2.8	2.8	2.8	2.8	2.7	2.9
	18—44 岁	2.7	2.7	2.7	2.7	2.6	2.7
	45—59 岁	2.9	2.9	2.9	2.9	2.8	3.0
	60 岁及以上	2.9	2.9	2.9	2.9	2.8	3.0
男性	小计	2.8	2.8	2.8	2.8	2.7	2.9
	18—44 岁	2.8	2.8	2.8	2.9	2.6	2.8
	45—59 岁	2.8	2.8	2.9	2.8	2.7	3.0
	60 岁及以上	2.8	2.8	2.8	2.8	2.8	2.9
女性	小计	2.8	2.8	2.8	2.8	2.8	2.8
	18—44 岁	2.6	2.6	2.6	2.6	2.6	2.7
	45—59 岁	2.9	3.0	2.9	3.0	2.8	3.0
	60 岁及以上	3.0	3.1	3.0	3.1	2.9	3.1

从文化程度来看，文化程度为小学及以下者 LDL-C 水平高于文化程度为初中和高中及以上者，分别为 2.9 mmol/L、2.8 mmol/L 和 2.8 mmol/L。城市文化程度为小学及以下者 LDL-C 水平最高，农村文化程度为高中及以上者 LDL-C 水平最低，苏南地区不同文化程度者 LDL-C 水平分布与全省相似，苏中地区居民 LDL-C 水平随文化程度的升高而下降，苏北地区不同文化程度者 LDL-C 水平相等（均为 2.9 mmol/L）。见图 10-16，图 10-17。

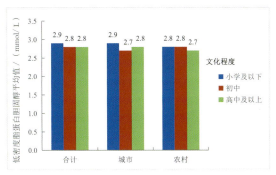

图 10-16　2018 年江苏省城乡不同文化程度居民低密度脂蛋白胆固醇（HDL-C）平均值

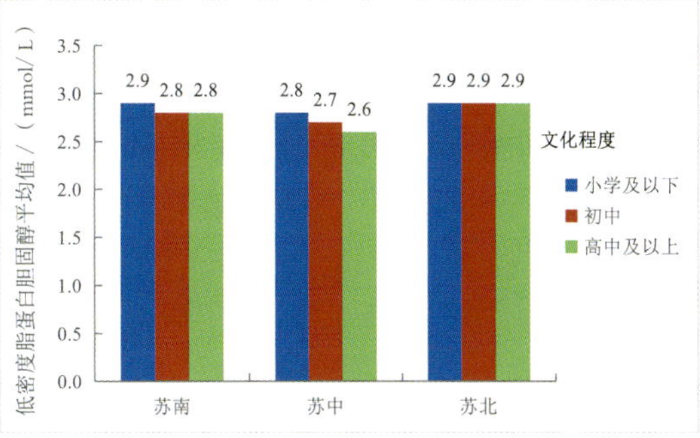

图 10-17　2018 年江苏省不同区域、不同文化程度居民低密度脂蛋白胆固醇（HDL-C）平均值

从家庭收入来看，全省不同家庭收入者 LDL-C 水平相等，均为 2.8 mmol/L。农村不同家庭收入者 LDL-C 水平分布与全省相似，城市和苏南地区低家庭收入者 LDL-C 水平最低，苏中地区中家庭收入者 LDL-C 水平最高，苏北地区中家庭收入者 LDL-C 水平最低。见图 10-18，图 10-19。

从职业分布来看，离退休人员 LDL-C 水平最高（3.0 mmol/L），工人、其他劳动者和未就业者 LDL-C 水平最低（均为 2.7 mmol/L）。见图 10-20。

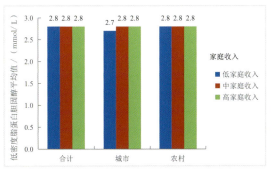

图 10-18　2018 年江苏省城乡不同家庭收入居民低密度脂蛋白胆固醇（HDL-C）平均值

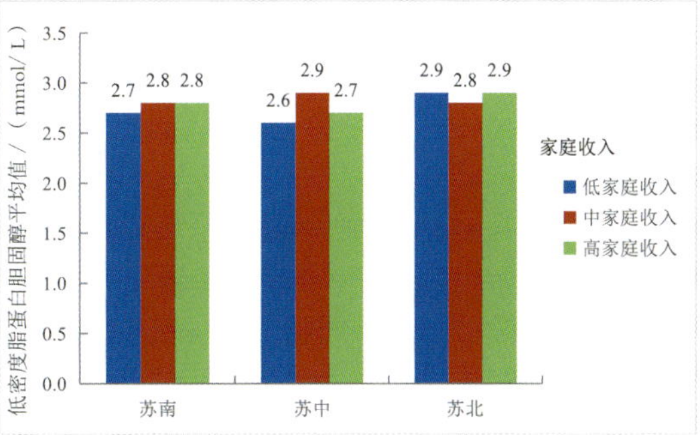

图 10-19　2018 年江苏省不同区域、不同家庭收入居民低密度脂蛋白胆固醇（HDL-C）平均值

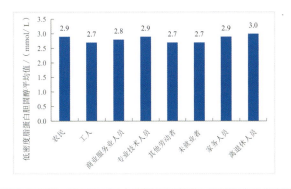

图 10-20　2018 年江苏省不同职业居民低密度脂蛋白胆固醇（HDL-C）平均值

(四)高密度脂蛋白胆固醇水平

江苏省 18 岁及以上居民高密度脂蛋白胆固醇平均值(HDL-C 水平)为 1.3 mmol/L。其中,男性低于女性,分别为 1.2 mmol/L 和 1.5 mmol/L;城市略低于农村,分别为 1.3 mmol/L 和 1.4 mmol/L;苏中地区高于苏南和苏北地区,分别为 1.5 mmol/L、1.3 mmol/L 和 1.3 mmol/L;HDL-C 水平随年龄增长而升高。见表 10-5。

表 10-5　2018 年江苏省不同性别、年龄、地区居民高密度脂蛋白胆固醇(HDL-C)平均值

单位:mmol/L

	年龄组	合计	城乡		区域		
			城市	农村	苏南	苏中	苏北
合计	小计	1.3	1.3	1.4	1.3	1.5	1.3
	18—44 岁	1.3	1.3	1.3	1.3	1.4	1.3
	45—59 岁	1.4	1.3	1.4	1.3	1.4	1.3
	60 岁及以上	1.5	1.4	1.5	1.4	1.6	1.4
男性	小计	1.2	1.2	1.3	1.2	1.3	1.2
	18—44 岁	1.2	1.2	1.1	1.2	1.2	1.1
	45—59 岁	1.3	1.3	1.3	1.3	1.3	1.3
	60 岁及以上	1.4	1.3	1.5	1.3	1.6	1.4
女性	小计	1.5	1.5	1.5	1.5	1.5	1.4
	18—44 岁	1.4	1.5	1.4	1.5	1.5	1.4
	45—59 岁	1.4	1.4	1.4	1.4	1.5	1.4
	60 岁及以上	1.5	1.4	1.5	1.4	1.6	1.4

从文化程度来看,全省文化程度为小学及以下者 HDL-C 水平最高,为 1.4 mmol/L。城市和苏南地区文化程度为小学及以下者 HDL-C 水平最高,均为 1.4 mmol/L;农村文化程度为高中及以上者 HDL-C 水平最低;苏中地区居民 HDL-C 水平随文化程度的升高而下降;苏北地区不同文化程度者 HDL-C 水平相等。见图 10-21,图 10-22。

从家庭收入来看,全省不同家庭收入者 HDL-C 水平相同,均为 1.4 mmol/L。农村、苏南和苏北不同家庭收入者 HDL-C 水平均相同,城市中家庭收入者 HDL-C 水平最高,苏中地区低家庭收入者 HDL-C 水平最高。见图 10-23,图 10-24。

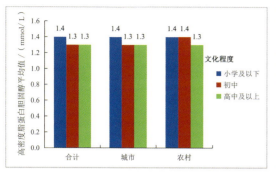

图 10-21　2018 年江苏省城乡不同文化程度居民高密度脂蛋白胆固醇（HDL-C）平均值

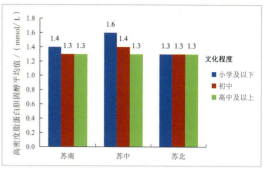

图 10-22　2018 年江苏省不同区域、不同文化程度居民高密度脂蛋白胆固醇（HDL-C）平均值

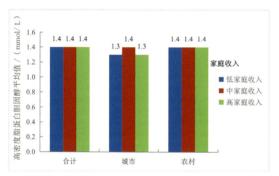

图 10-23　2018 年江苏省城乡不同家庭收入居民高密度脂蛋白胆固醇（HDL-C）平均值

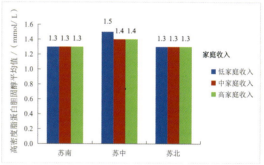

图 10-24　2018 年江苏省不同区域、不同家庭收入居民高密度脂蛋白胆固醇（HDL-C）平均值

从职业分布来看，农民、家务人员、离退休人员和未就业者 HDL-C 水平最高，均为 1.4 mmol/L；工人、商业服务业人员、专业技术人员和其他劳动者者 HDL-C 水平最低，均为 1.3 mmol/L。见图 10-25。

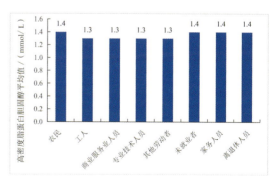

图 10-25　2018 年江苏省不同职业居民高密度脂蛋白胆固醇（HDL-C）平均值

四、血脂异常患病情况

（一）血脂异常患病率

江苏省 18 岁及以上居民血脂异常患病率为 37.9%。其中，男性高于女性，分别为 47.8% 和 28.3%；城市略高于农村，分别为 38.0% 和 37.9%；苏北地区高于苏南和苏中地区，分别为 41.8%、37.4% 和 34.0%；45—59 岁年龄组高于 18—44 岁年龄组和 60 岁及以上年龄组，分别为 43.1%、35.4% 和 37.7%。见表 10-6。

表 10-6　2018 年江苏省不同性别、年龄、地区居民血脂异常患病率

单位：%

	年龄组	合计	城乡		区域		
			城市	农村	苏南	苏中	苏北
合计	小计	37.9	38.0	37.9	37.4	34.0	41.8
	18—44 岁	35.4	33.5	38.9	34.1	37.7	37.1
	45—59 岁	43.1	43.4	42.9	40.8	36.6	50.1
	60 岁及以上	37.7	45.2	30.0	45.6	26.1	39.0
男性	小计	47.8	48.2	47.2	48.6	42.3	50.0
	18—44 岁	50.8	47.8	56.5	49.0	54.6	53.8
	45—59 岁	50.2	52.1	47.7	49.5	44.7	54.3
	60 岁及以上	36.0	43.5	28.2	45.4	24.0	35.2
女性	小计	28.3	27.9	29.0	25.3	27.3	34.3
	18—44 岁	20.6	19.6	22.3	17.2	25.9	23.4
	45—59 岁	36.0	34.3	38.1	31.3	29.4	46.0
	60 岁及以上	39.3	46.8	31.6	45.7	27.9	42.5

从文化程度来看，全省文化程度为初中者血脂异常患病率高于文化程度为小学及以下和高中及以上者，分别为 41.3%、37.2% 和 34.5%。城市和苏南地区文化程度为初中者血脂异常患病率最高，农村和苏中地区居民血脂异常患病率随文化程度的升高而上升，苏北地区居民血脂异常患病率随文化程度的升高而下降。见图 10-26，图 10-27。

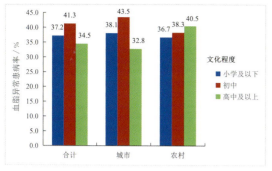

图 10-26 2018 年江苏省城乡不同文化程度居民血脂异常患病率

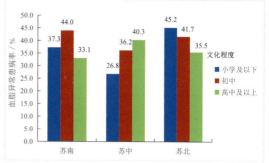

图 10-27 2018 年江苏省不同区域、不同文化程度居民血脂异常患病率

从家庭收入来看，全省居民血脂异常患病率随家庭收入水平的升高而降低，分别为 42.8%、37.2% 和 34.4%。城乡、苏南和苏北地区不同家庭收入者血脂异常患病率分布和全省相似，苏中地区中家庭收入者血脂异常患病率最高（37.2%）。见图 10-28，图 10-29。

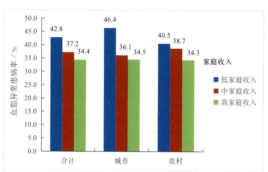

图 10-28 2018 年江苏省城乡不同家庭收入居民血脂异常患病率

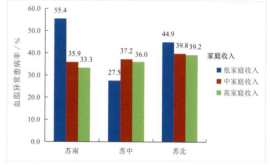

图 10-29 2018 年江苏省不同区域、不同家庭收入居民血脂异常患病率

从职业分布来看，离退休人员血脂异常患病率最高（46.8%），未就业者血脂异常患病率最低（31.6%）。见图 10-30。

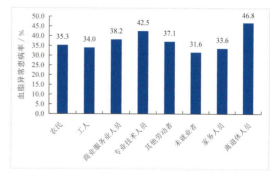

图 10-30 2018 年江苏省不同职业居民血脂异常患病率

（二）高胆固醇血症患病率

江苏省 18 岁及以上居民高胆固醇血症患病率为 5.8%。其中，男性略高于女性，分别为 5.9% 和 5.8%；城市高于农村，分别为 6.1% 和 5.5%；苏中地区高于苏南和苏北地区，分别为 6.9%、5.5% 和 5.7%；45—59 岁年龄组和 60 岁及以上年龄组均高于 18—44 岁年龄组，分别为 7.9%、7.1% 和 4.3%。见表 10-7。

表 10-7 2018 年江苏省不同性别、年龄、地区居民高胆固醇血症患病率

单位：%

年龄组		合计	城乡		区域		
			城市	农村	苏南	苏中	苏北
合计	小计	5.8	6.1	5.5	5.5	6.9	5.7
	18—44 岁	4.3	4.6	3.8	4.1	7.4	2.7
	45—59 岁	7.9	8.3	7.4	8.0	6.2	8.9
	60 岁及以上	7.1	7.7	6.5	7.2	6.9	7.3
男性	小计	5.9	6.5	4.9	6.6	5.1	4.9
	18—44 岁	5.3	6.1	3.8	6.3	4.6	2.7
	45—59 岁	7.7	8.0	7.2	8.1	6.4	7.7
	60 岁及以上	4.9	5.4	4.4	5.1	4.7	5.0
女性	小计	5.8	5.7	6.0	4.4	8.3	6.4
	18—44 岁	3.4	3.2	3.8	1.6	9.3	2.7
	45—59 岁	8.2	8.7	7.6	7.9	6.0	10.0
	60 岁及以上	9.2	9.9	8.4	9.1	8.8	9.6

从文化程度来看，全省居民高胆固醇血症患病率总体随文化程度的升高而下降。城市和苏北地区居民高胆固醇血症患病率随文化程度的升高而下降，农村文化程度为高中及以上者高胆固醇血症患病率最高（7.3%），苏南地区文化程度为小学及以下者高胆固醇血症患病率最高（6.2%），苏中地区居民高胆固醇血症患病率随文化程度的升高而上升。见图 10-31，图 10-32。

从家庭收入来看，全省高家庭收入者高胆固醇血症患病率高于低、中家庭收入者，分别为 6.2%、5.4% 和 5.3%。城市不同家庭收入者高胆固醇血症患病率分布与全省相似，

农村和苏中地区居民高胆固醇血症患病率随家庭收入水平的升高而上升，苏南和苏北地区低家庭收入者高胆固醇血症患病率最高，分别为5.3%和6.3%。见图10-33，图10-34。

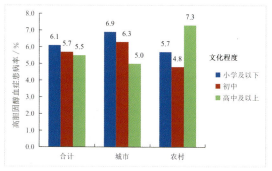

图10-31　2018年江苏省城乡不同文化程度居民高胆固醇血症患病率

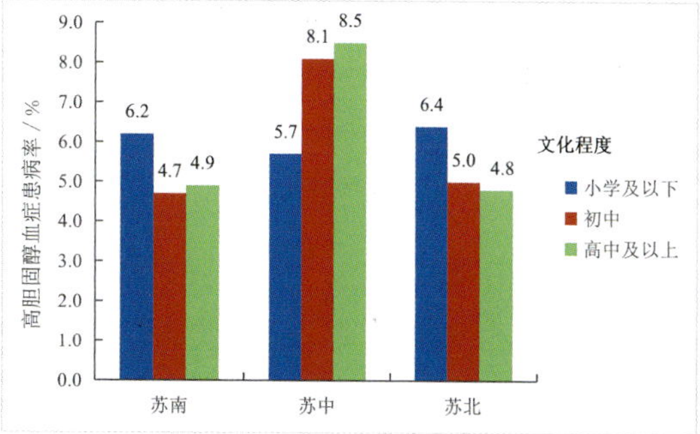

图10-32　2018年江苏省不同区域、不同文化程度居民高胆固醇血症患病率

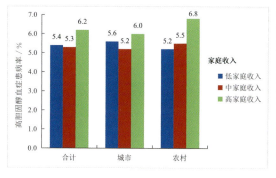

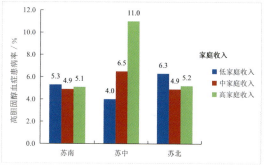

图10-33　2018年江苏省城乡不同家庭收入居民高胆固醇血症患病率

图10-34　2018年江苏省不同区域、不同家庭收入居民高胆固醇血症患病率

从职业分布来看，离退休人员高胆固醇血症患病率最高（9.0%），工人高胆固醇血症患病率最低（2.4%）。见图10-35。

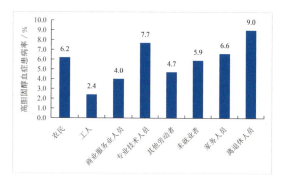

图10-35　2018年江苏省不同职业居民高胆固醇血症患病率

（三）高甘油三酯血症患病率

江苏省 18 岁及以上居民高甘油三酯血症患病率为 19.7%。其中，男性高于女性，分别为 26.5% 和 13.1%；城市高于农村，分别为 20.1% 和 19.2%；苏北地区略高于苏南和苏中地区，分别为 20.8%、19.0% 和 20.0%；45—59 岁年龄组高于 18—44 岁年龄组和 60 岁及以上年龄组，分别为 23.9%、18.8% 和 16.7%。见表 10-8。

表 10-8　2018 年江苏省不同性别、年龄、地区居民高甘油三酯血症患病率

单位：%

	年龄组	合计	城乡		区域		
			城市	农村	苏南	苏中	苏北
合计	小计	19.7	20.1	19.2	19.0	20.0	20.8
	18—44 岁	18.8	18.1	20.0	17.6	23.8	18.1
	45—59 岁	23.9	24.7	22.9	23.0	21.2	26.8
	60 岁及以上	16.7	19.8	13.4	18.9	13.1	17.3
男性	小计	26.5	27.5	25.0	26.9	27.7	24.9
	18—44 岁	29.7	28.8	31.3	27.4	41.2	28.6
	45—59 岁	29.1	31.3	26.1	31.3	25.6	27.9
	60 岁及以上	14.2	17.0	11.2	17.4	11.6	12.4
女性	小计	13.1	12.7	13.7	10.5	13.9	17.1
	18—44 岁	8.3	7.7	9.3	6.4	11.7	9.5
	45—59 岁	18.7	17.8	19.8	13.8	17.4	25.7
	60 岁及以上	19.0	22.5	15.4	20.4	14.5	21.9

从文化程度来看，全省文化程度为初中者高甘油三酯血症患病率高于文化程度为小学及以下和高中及以上者，分别为 22.2%、18.6% 和 16.1%。城市、农村、苏南和苏中地区文化程度为初中者高甘油三酯血症患病率最高，分别为 23.3%、20.7%、23.2% 和 22.8%；苏北地区居民高甘油三酯血症患病率随文化程度的升高而下降。见图 10-36，图 10-37。

从家庭收入来看，全省低家庭收入者高甘油三酯血症患病率高于中、高家庭收入者，分别为 19.1%、18.1% 和 18.9%。苏南地区不同家庭收入者高甘油三酯血症患病率分布与全省相似，城市居民高甘油三酯血症患病率随家庭收入水平的升高而上升，农村和苏北

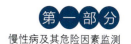

地区居民高甘油三酯血症患病率随家庭收入水平的升高而下降,苏中地区中家庭收入者高甘油三酯血症患病率最高(23.6%)。见图10-38,图10-39。

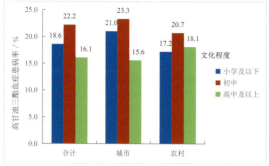

图10-36 2018年江苏省城乡不同文化程度居民高甘油三酯血症患病率

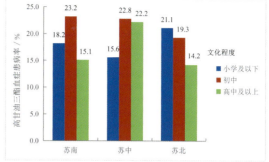

图10-37 2018年江苏省不同区域、不同文化程度居民高甘油三酯血症患病率

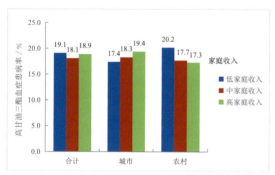

图10-38 2018年江苏省城乡不同家庭收入居民高甘油三酯血症患病率

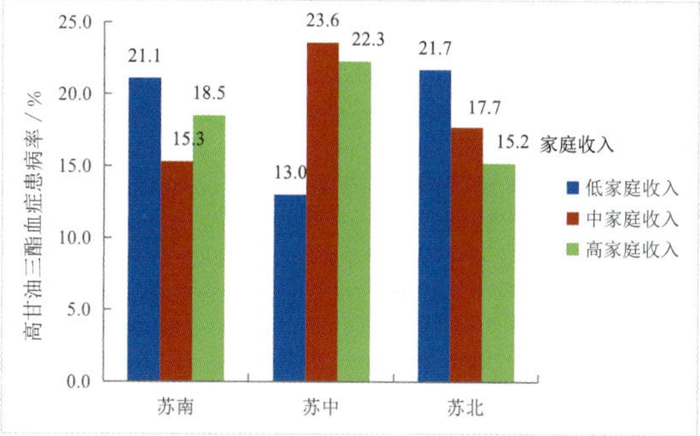

图10-39 2018年江苏省不同区域、不同家庭收入居民高甘油三酯血症患病率

从职业分布来看,专业技术人员高甘油三酯血症患病率最高(21.9%),家务人员高甘油三酯血症患病率最低(14.9%)。见图10-40。

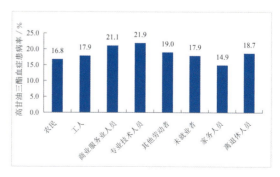

图10-40 2018年江苏省不同职业居民高甘油三酯血症患病率

（四）高低密度脂蛋白胆固醇血症患病率

江苏省 18 岁及以上居民高低密度脂蛋白胆固醇血症患病率为 5.8%。其中，男性高于女性，分别为 5.9% 和 5.6%；城市略高于农村，分别为 5.8% 和 5.7%；苏北地区高于苏南和苏中地区，分别为 7.1%、5.8% 和 3.8%；高低密度脂蛋白胆固醇血症患病率随年龄增长而升高，分别为 4.1%、7.1% 和 8.5%。见表 10-9。

表 10-9　2018 年江苏省不同性别、年龄、地区居民高低密度脂蛋白胆固醇血症患病率

单位：%

	年龄组	合计	城乡		区域		
			城市	农村	苏南	苏中	苏北
合计	小计	5.8	5.8	5.7	5.8	3.8	7.1
	18—44 岁	4.1	4.3	3.7	4.7	1.5	4.3
	45—59 岁	7.1	7.4	6.8	7.1	4.4	8.8
	60 岁及以上	8.5	8.6	8.4	7.9	6.9	11.0
男性	小计	5.9	5.7	6.1	5.8	3.6	7.6
	18—44 岁	5.4	5.1	6.0	5.4	2.5	7.4
	45—59 岁	6.1	6.2	6.1	6.1	3.7	7.5
	60 岁及以上	6.7	7.2	6.2	6.9	4.9	8.4
女性	小计	5.6	5.8	5.3	5.7	4.0	6.7
	18—44 岁	2.7	3.4	1.5	3.9	0.7	1.7
	45—59 岁	8.1	8.7	7.4	8.1	5.0	10.0
	60 岁及以上	10.1	9.9	10.4	8.9	8.7	13.6

从文化程度来看，全省文化程度为小学及以下者高低密度脂蛋白胆固醇血症患病率高于文化程度为初中和高中及以上者，分别为 7.0%、5.5% 和 5.6%。城市、苏南和苏中地区文化程度为小学及以下者高低密度脂蛋白胆固醇血症患病率最高，农村和苏北地区文化程度为初中者高低密度脂蛋白胆固醇血症患病率最高（分别为 7.6% 和 11.0%）。见图 10-41，图 10-42。

从家庭收入来看，全省高家庭收入者高低密度脂蛋白胆固醇血症患病率高于低、中家庭收入者，分别为 6.1%、6.0% 和 5.8%。城市中家庭收入者高低密度脂蛋白胆固醇血症患病率最低（5.7%），农村和苏北地区高家庭收入者高低密度脂蛋白胆固醇血症患病

率最高（分别为 6.8% 和 10.4%），苏南地区居民高低密度脂蛋白胆固醇血症患病率随家庭收入水平的升高而上升，苏中地区中家庭收入者高低密度脂蛋白胆固醇血症患病率最高（5.5%）。见图 10-43，图 10-44。

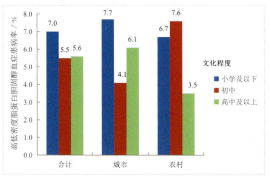

图 10-41 2018 年江苏省城乡不同文化程度居民高低密度脂蛋白胆固醇血症患病率

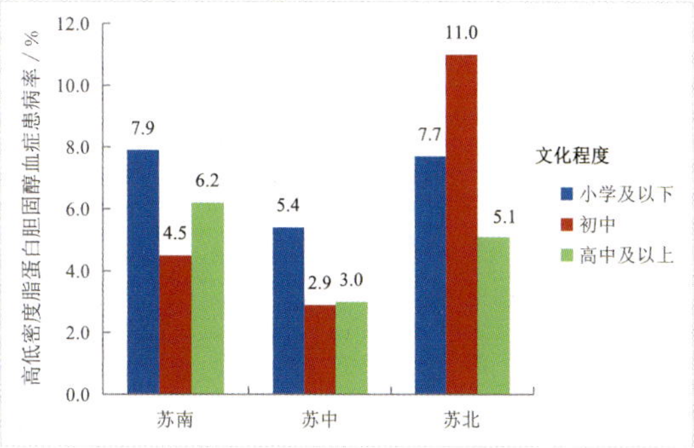

图 10-42 2018 年江苏省不同区域、不同文化程度居民高低密度脂蛋白胆固醇血症患病率

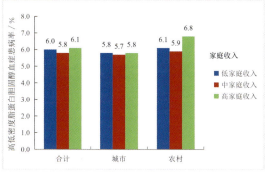

图 10-43 2018 年江苏省城乡不同家庭收入居民高低密度脂蛋白胆固醇血症患病率

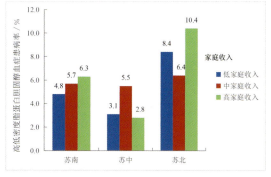

图 10-44 2018 年江苏省不同区域、不同家庭收入居民高低密度脂蛋白胆固醇血症患病率

从职业分布来看，离退休人员高低密度脂蛋白胆固醇血症患病率最高（9.1%），工人高低密度脂蛋白胆固醇血症患病率最低（2.4%）。见图 10-45。

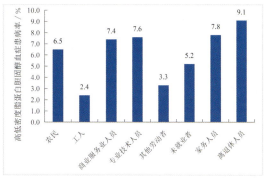

图 10-45 2018 年江苏省不同职业居民高低密度脂蛋白胆固醇血症患病率

（五）低高密度脂蛋白胆固醇血症患病率

江苏省18岁及以上居民低高密度脂蛋白胆固醇血症患病率为21.3%。其中，男性高于女性，分别为30.9%和12.0%；城市略高于农村，分别为21.4%和21.3%；苏北地区高于苏南和苏中地区，分别为24.3%、21.7%和16.5%；低高密度脂蛋白胆固醇血症患病率随年龄的增长而下降，分别为23.6%、21.1%和15.6%。见表10-10。

表10-10 2018年江苏省不同性别、年龄、地区居民低高密度脂蛋白胆固醇血症患病率

单位：%

	年龄组	合计	城乡		区域		
			城市	农村	苏南	苏中	苏北
合计	小计	21.3	21.4	21.3	21.7	16.5	24.3
	18—44岁	23.6	22.0	26.4	22.9	22.3	26.3
	45—59岁	21.1	21.4	20.6	20.0	15.8	25.6
	60岁及以上	15.6	19.2	11.9	19.6	8.2	17.9
男性	小计	30.9	31.4	30.2	32.1	24.8	32.8
	18—44岁	36.0	34.0	39.7	35.0	36.8	38.5
	45—59岁	29.1	30.2	27.6	28.4	23.8	32.9
	60岁及以上	19.5	24.1	14.5	25.6	9.9	20.6
女性	小计	12.0	11.5	12.8	10.3	9.9	16.7
	18—44岁	11.6	10.3	13.9	9.1	12.2	16.2
	45—59岁	12.9	12.3	13.7	10.8	8.8	18.2
	60岁及以上	12.1	14.5	9.5	13.9	6.7	15.3

从文化程度来看，全省文化程度为初中者低高密度脂蛋白胆固醇血症患病率高于文化程度为小学及以下和高中及以上者，分别为22.8%、17.9%和20.1%。城市和苏南地区文化程度为初中者低高密度脂蛋白胆固醇血症患病率最高，农村文化程度为高中及以上者低高密度脂蛋白胆固醇血症患病率最高（24.9%），苏中地区居民低高密度脂蛋白胆固醇血症患病率随文化程度的升高而上升，苏北地区居民低高密度脂蛋白胆固醇血症患病率随文化程度的升高而下降。见图10-46，图10-47。

从家庭收入来看，全省居民低高密度脂蛋白胆固醇血症患病率随家庭收入水平的升高而下降，分别为25.0%、19.0%和18.8%。农村和苏北地区不同家庭收入者低高密度脂

蛋白胆固醇血症患病率分布和全省相似，城市和苏南地区低家庭收入者低高密度脂蛋白胆固醇血症患病率最高（分别为28.6%和34.8%），苏中地区中家庭收入者低高密度脂蛋白胆固醇血症患病率最高（16.7%）。见图10-48，图10-49。

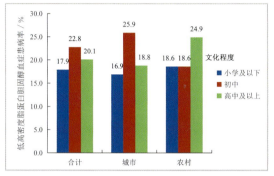

图10-46 2018年江苏省城乡不同文化程度居民低高密度脂蛋白胆固醇血症患病率

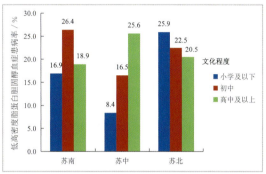

图10-47 2018年江苏省不同区域、不同文化程度居民低高密度脂蛋白胆固醇血症患病率

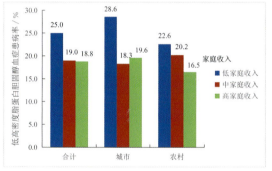

图10-48 2018年江苏省城乡不同家庭收入居民低高密度脂蛋白胆固醇血症患病率

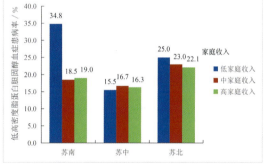

图10-49 2018年江苏省不同区域、不同家庭收入居民低高密度脂蛋白胆固醇血症患病率

从职业分布来看，专业技术人员低高密度脂蛋白胆固醇血症患病率最高（23.7%），家务人员低高密度脂蛋白胆固醇血症患病率最低（15.0%）。见图10-50。

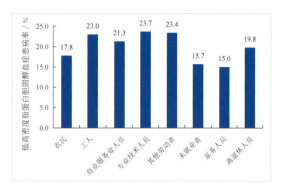

图10-50 2018年江苏省不同职业居民低高密度脂蛋白胆固醇血症患病率

五、血脂异常知晓情况

江苏省 18 岁及以上居民血脂异常知晓率为 23.9%。其中，女性高于男性，分别为 26.2% 和 22.5%；城市高于农村，分别为 26.9% 和 19.6%；苏南地区高于苏中和苏北地区，分别为 26.8%、23.3% 和 19.5%；血脂异常知晓率随年龄增长而升高，分别为 16.0%、30.4% 和 34.2%。见表 10-11。

表 10-11 2018 年江苏省不同性别、年龄、地区居民血脂异常知晓率

单位：%

	年龄组	合计	城乡		区域		
			城市	农村	苏南	苏中	苏北
合计	小计	23.9	26.9	19.6	26.8	23.3	19.5
	18—44 岁	16.0	17.8	13.3	17.4	13.8	14.4
	45—59 岁	30.4	33.4	26.4	34.8	33.6	24.2
	60 岁及以上	34.2	40.7	24.1	43.3	31.5	21.1
男性	小计	22.5	26.1	16.9	24.4	24.1	17.8
	18—44 岁	16.9	19.8	12.4	18.4	16.9	13.1
	45—59 岁	28.8	32.4	23.6	32.7	33.5	21.8
	60 岁及以上	32.1	38.8	21.2	37.9	30.8	22.5
女性	小计	26.2	28.1	23.6	31.7	22.2	21.9
	18—44 岁	13.9	13.0	15.3	14.5	9.3	16.9
	45—59 岁	32.5	34.9	29.9	38.5	33.6	26.9
	60 岁及以上	36.1	42.4	26.5	48.3	32.0	20.0

从文化程度来看，全省居民血脂异常知晓率随文化程度的升高而上升，分别为 22.3%、23.5% 和 29.8%。城乡、苏南和苏中地区不同文化程度者血脂异常知晓率的分布相似，均为文化程度为高中及以上者最高（分别为 32.4%、22.1%、30.5% 和 29.8%），苏北地区文化程度为初中者血脂异常知晓率最高（26.0%）。见图 10-51，图 10-52。

从家庭收入来看，全省中家庭收入者血脂异常知晓率高于低、高家庭收入者，分别为 29.4%、19.5% 和 27.0%。城市、农村、苏中和苏北地区中家庭收入者血脂异常知晓率最

高（分别为 34.2%、22.7%、29.2% 和 25.9%），苏南地区中、高家庭收入者血脂异常知晓率最高（均为 31.3%）。见图 10-53，图 10-54。

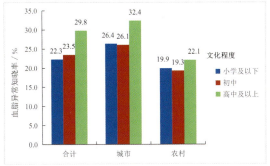

图 10-51　2018 年江苏省城乡不同文化程度居民血脂异常知晓率

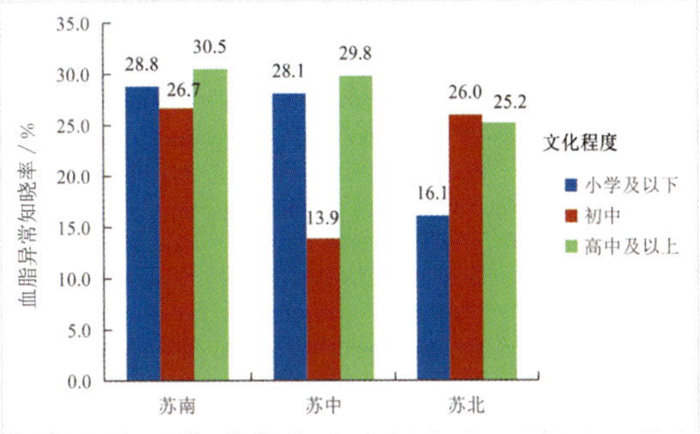

图 10-52　2018 年江苏省不同区域、不同文化程度居民血脂异常知晓率

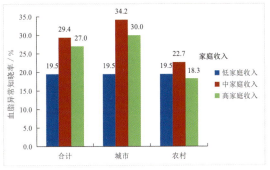

图 10-53　2018 年江苏省城乡不同家庭收入居民血脂异常知晓率

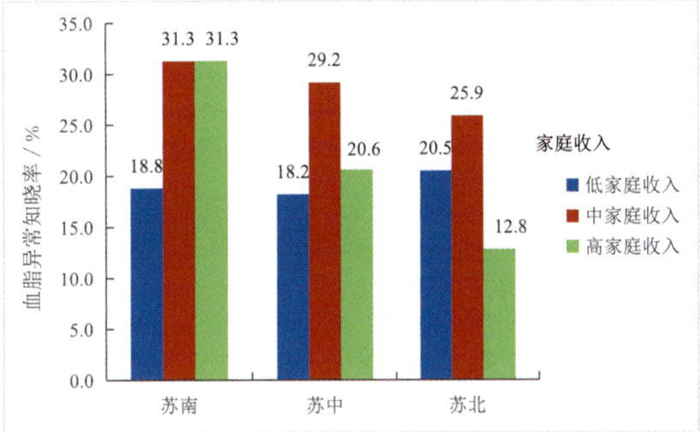

图 10-54　2018 年江苏省不同区域、不同家庭收入居民血脂异常知晓率

从职业分布来看，离退休人员血脂异常知晓率最高（50.0%），商业服务业人员血脂异常知晓率最低（16.6%）。见图 10-55。

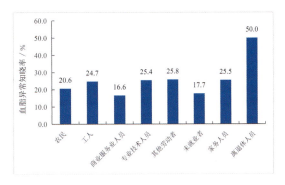

图 10-55　2018 年江苏省不同职业居民血脂异常知晓率

六、血脂异常治疗情况

江苏省 18 岁及以上居民血脂异常治疗率为 12.3%。女性高于男性，分别为 13.4% 和 11.6%；城市高于农村，分别为 14.0% 和 9.7%；苏南地区高于苏中和苏北地区，分别为 15.0%、9.0% 和 9.6%；血脂异常治疗率随年龄增长而升高，分别为 8.1%、16.4% 和 16.7%。见表 10-12。

表 10-12 2018 年江苏省不同性别、年龄、地区居民血脂异常治疗率

单位：%

	年龄组	合计	城乡		区域		
			城市	农村	苏南	苏中	苏北
合计	小计	12.3	14.0	9.7	15.0	9.0	9.6
	18—44 岁	8.1	9.5	5.9	10.7	1.7	6.9
	45—59 岁	16.4	17.2	15.3	18.1	19.3	13.4
	60 岁及以上	16.7	21.2	9.5	23.8	12.1	7.9
男性	小计	11.6	14.5	7.1	14.1	9.3	7.9
	18—44 岁	8.7	11.4	4.4	11.6	2.1	5.4
	45—59 岁	15.9	18.2	12.6	17.8	20.1	11.7
	60 岁及以上	14.5	19.5	6.3	19.2	13.8	6.6
女性	小计	13.4	13.3	13.6	17.1	8.5	11.9
	18—44 岁	6.7	4.8	9.6	7.7	1.3	9.6
	45—59 岁	17.1	15.8	18.7	18.5	18.4	15.4
	60 岁及以上	18.5	22.7	12.2	28.2	10.8	9.0

从文化程度来看，全省居民血脂异常治疗率随文化程度的升高而上升，分别为 10.4%、13.3% 和 16.6%。城市、农村和苏南地区血脂异常治疗率随文化程度的升高而上升，苏中地区文化程度为小学及以下者血脂异常治疗率最高（10.4%），苏北地区文化程度为初中者血脂异常治疗率最高（14.3%）。见图 10-56，图 10-57。

从家庭收入来看，全省居民血脂异常治疗率随家庭收入水平的升高而上升，分别为 10.5%、12.6% 和 16.9%。城市和苏南地区居民血脂异常治疗率随家庭收入水平的升高而

上升，农村则呈现相反分布；苏中和苏北地区中家庭收入者血脂异常治疗率最高，分别为 10.4% 和 12.6%。见图 10-58，图 10-59。

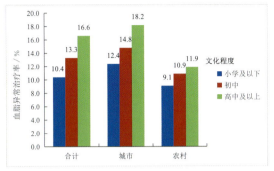

图 10-56　2018 年江苏省城乡不同文化程度居民血脂异常治疗率

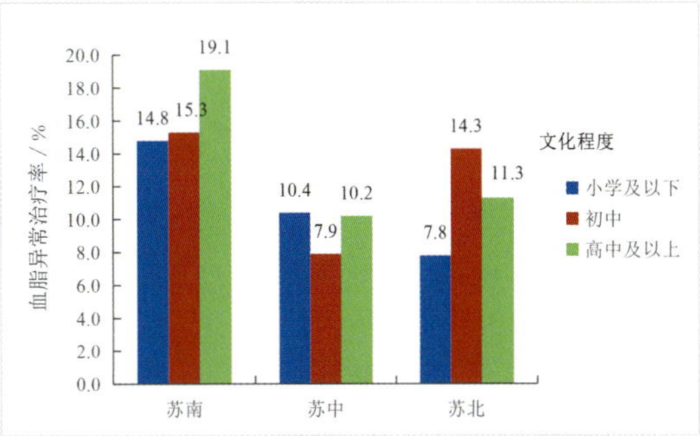

图 10-57　2018 年江苏省不同区域、不同文化程度居民血脂异常治疗率

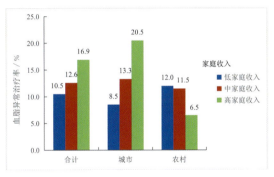
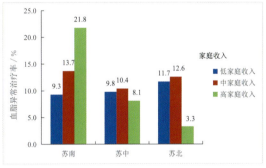

图 10-58　2018 年江苏省城乡不同家庭收入居民血脂异常治疗率

图 10-59　2018 年江苏省不同区域、不同家庭收入居民血脂异常治疗率

从职业分布来看，离退休人员血脂异常治疗率最高（28.2%），未就业者血脂异常治疗率最低（8.1%）。见图 10-60。

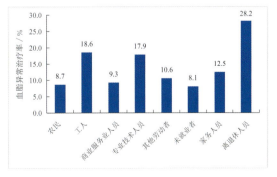

图 10-60　2018 年江苏省不同职业居民血脂异常治疗率

七、血脂异常控制情况

江苏省 18 岁及以上居民血脂异常控制率为 9.2%。城市高于农村，分别为 9.3% 和 9.0%；苏南地区高于苏中和苏北地区，分别为 9.9%、7.6% 和 9.2%；女性高于男性，分别为 13.4% 和 6.7%；血脂异常控制率随年龄增长而升高，分别为 5.1%、11.0% 和 17.0%。见表 10-13。

表 10-13 2018 年江苏省不同性别、年龄、地区居民血脂异常控制率

单位：%

	年龄组	合计	城乡		区域		
			城市	农村	苏南	苏中	苏北
合计	小计	9.2	9.3	9.0	9.9	7.6	9.2
	18—44 岁	5.1	4.9	5.4	5.5	0.7	7.3
	45—59 岁	11.0	10.7	11.5	10.5	14.0	10.3
	60 岁及以上	17.0	18.8	14.1	21.6	14.6	10.9
男性	小计	6.7	7.2	6.0	6.5	5.5	7.8
	18—44 岁	4.1	4.2	4.0	4.2	0.8	5.8
	45—59 岁	8.2	8.5	7.8	6.6	9.5	9.7
	60 岁及以上	14.0	16.4	10.1	17.0	13.0	9.5
女性	小计	13.4	13.0	13.8	16.9	10.2	11.0
	18—44 岁	7.5	6.6	8.9	9.7	0.6	10.1
	45—59 岁	15.1	14.2	16.1	17.3	20.1	11.1
	60 岁及以上	19.5	21.0	17.3	26.0	15.9	12.0

从文化程度来看，全省文化程度为小学及以下者血脂异常控制率高于文化程度为初中和高中及以上者，分别为 11.1%、9.2% 和 9.5%。城市和苏南地区文化程度为小学及以下者血脂异常控制率最高，分别为 13.4% 和 16.7%；农村和苏北地区文化程度为初中者血脂异常控制率最高，分别为 10.9% 和 14.3%；苏中地区居民血脂异常控制率随文化程度的升高而下降。见图 10-61，图 10-62。

从家庭收入来看，全省中家庭收入者血脂异常控制率高于低、高家庭收入者，分别为 12.7%、8.9% 和 8.3%；城市、农村、苏南、苏中和苏北地区中家庭收入者血脂异常控制

率最高，分别为14.3%、10.4%、15.2%、8.8%和11.8%；城市高家庭收入者血脂异常控制率高于低家庭收入者。见图10-63，图10-64。

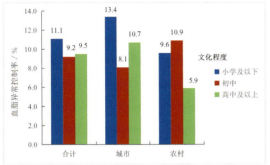

图10-61　2018年江苏省城乡不同文化程度居民血脂异常控制率

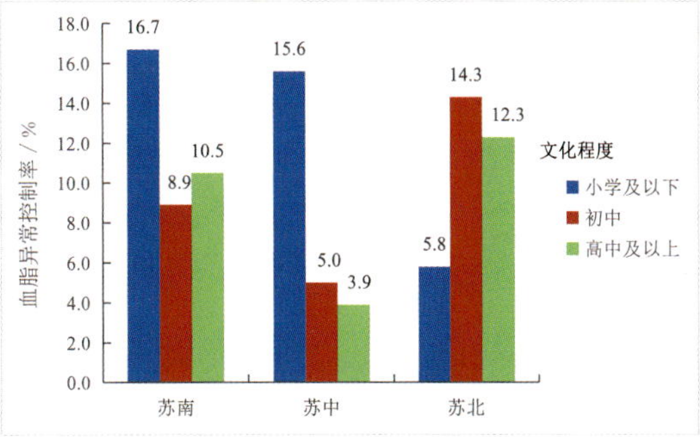

图10-62　2018年江苏省不同区域、不同文化程度居民血脂异常控制率

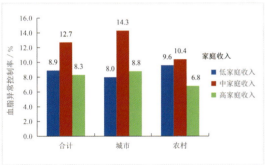

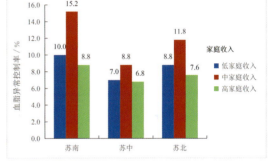

图10-63　2018年江苏省城乡不同家庭收入居民血脂异常控制率

图10-64　2018年江苏省不同区域、不同家庭收入居民血脂异常控制率

从职业分布来看，离退休人员血脂异常控制率最高（23.4%），商业服务业人员血脂异常控制率最低（3.2%）。见图10-65。

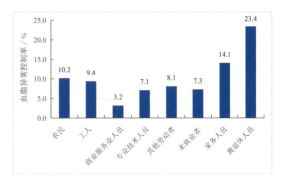

图10-65　2018年江苏省不同职业居民血脂异常控制率

八、本章小结

江苏省 18 岁及以上居民 1 年内血脂检测率为 40.1%，TC、TG、HDL-C 和 LDL-C 平均水平分别为 4.7 mmol/L、1.7 mmol/L、1.3 mmol/L 和 2.8 mmol/L。

江苏省 18 岁及以上居民血脂异常患病率为 37.9%，高胆固醇血症、高甘油三酯血症、高低密度脂蛋白胆固醇血症、低高密度脂蛋白胆固醇血症患病率分别为 5.8%、19.7%、5.8% 和 21.3%，均为男性高于女性，城市高于农村。除高胆固醇血症外，都是苏北地区患病率最高。

江苏省 18 岁及以上居民血脂异常知晓率为 23.9%。其中，女性高于男性，分别为 26.2% 和 22.5%；城市高于农村，分别为 26.9% 和 19.6%；苏南地区高于苏中和苏北地区，分别为 26.8%、23.3% 和 19.5%，血脂异常知晓率随年龄增长而升高。文化程度为高中及以上者、中家庭收入者和离退休人员血脂异常知晓率最高，分别为 29.8%、29.4% 和 50.0%。

江苏省 18 岁及以上居民血脂异常治疗率为 12.3%。女性高于男性，分别为 13.4% 和 11.6%；城市高于农村，分别为 14.0% 和 9.7%；苏南地区高于苏中和苏北地区，分别为 15.0%、9.0% 和 9.6%；血脂异常治疗率随年龄增长而升高。文化程度为高中及以上者、高家庭收入者和离退休人员血脂异常治疗率最高，分别为 16.6%、16.9% 和 28.2%。

江苏省 18 岁及以上居民血脂异常控制率为 9.2%。城市高于农村，分别为 9.3% 和 9.0%；苏南地区高于苏中和苏北地区，分别为 9.9%、7.6% 和 9.2%；女性高于男性，分别为 13.4% 和 6.7%；血脂异常治疗率随年龄增长而升高。文化程度为小学及以下、中家庭收入者和离退休人员血脂异常控制率最高，分别为 11.1%、12.7% 和 23.4%。

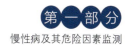

第十一章 主要发现和建议

一、主要发现

（一）慢性病危险因素

1. 男性吸烟行为仍处较高水平，日均吸烟量有所降低，女性戒烟行为比例降低，非吸烟者二手烟暴露严重。

2018年江苏省18岁及以上男性现在吸烟率（47.7%）和现在每日吸烟率（42.4%）较2013年略有下降（2013年分别为49.2%和43.1%），但仍处于较高水平，近一半的成年男性为吸烟者，女性现在吸烟率和现在每日吸烟率较2013年有所上升。与2013年相比，2018年男性现在吸烟者日均吸烟量由16.0支减少至13.9支，女性由11.6支减少至7.7支。男性吸烟者戒烟率（19.0%）与2013年（12.4%）相比有所提高，但女性吸烟者戒烟率则略有降低（2018年为27.2%，2013年为28.1%）。非吸烟者二手烟暴露率为58.8%，较2013年（50.1%）有所提高。

2. 饮酒者日均酒精摄入量、危险饮酒率和有害饮酒率有所降低，约2/5的饮酒者存在一次性大量饮酒行为。

2018年江苏省18岁及以上居民30天内饮酒率（32.3%）和12个月内饮酒率（43.5%）较2013年均有所上升（2013年分别为26.2%和32.6%），且呈现男性高于女性，45—59岁年龄组高于18—44岁年龄组和60岁以上年龄组。饮酒者日均酒精摄入量为21.1 g，比2013年有所降低（25.0 g）。2018年江苏省饮酒者危险饮酒率（7.5%）和有害饮酒率（10.4%）低于2013年监测结果（2013年分别为10.0%和14.1%），且上述2个指标均为农村高于城市，高年龄组高于低年龄组。过去30天内，约2/5的饮酒者（36.4%）存在一次性大量饮酒行为，男性（45.0%）明显高于女性（7.0%）。

3. 居民蔬菜、水果摄入不足，红肉摄入过多问题突出。

2018年江苏省18岁及以上居民日均新鲜蔬菜摄入量为358.9 g，新鲜水果摄入量为118.9 g，总体超过了WHO推荐的每日蔬菜、水果摄入量不低于400 g的标准。但全省仍有约 2/5 的居民（43.3%）存在蔬菜、水果摄入不足的情况，且在农村（50.8%）和 60 岁及以上年龄组（47.7%）的比例较高。全省居民日均红肉摄入量为 91.8 g，接近世界癌症基金的推荐量（不超过 100 g/天），红肉摄入过多率为 36.4%，且男性（47.1%）明显高于女性（25.8%），城市（45.5%）明显高于农村（22.3%）。

4. 超过 1/5 的居民身体活动不足，业余时间经常锻炼比例有所提高，静态行为时间略有减少，睡眠时间无明显变化。

2018 年江苏省 18 岁及以上居民身体活动不足率为 23.9%，男性（25.8%）高于女性（22.0%），农村（26.0%）高于城市（22.5%）。2018 年居民经常锻炼率为 22.3%，较 2013 年有所上升（12.9%），且男性（26.0%）高于女性（18.6%），城市（28.2%）高于农村（13.3%）；从不锻炼率为 70.4%，低于 2013 年监测结果（82.6%），且女性（74.9%）高于男性（65.9%），农村（81.8%）高于城市（63.0%）。居民日均总静态行为时间为 4.9 小时，较 2013 年略有减少（5.1 小时），且城市（5.5 小时）和 18—44 岁年龄组（5.9 小时）较长；日均睡眠时间为 7.5 小时，与 2013 年相比无明显变化（7.6 小时）。

（二）主要慢性病患病情况

1. 居民超重和肥胖率超过半数，中心型肥胖率接近四成，且呈持续上升趋势，尤其是男性和农村居民增幅较大。

2018 年江苏省 18 岁及以上居民超重率和肥胖率分别为 35.7% 和 17.2%，均为男性高于女性，农村高于城市，45—59 岁年龄组高于 18—44 岁年龄组和 60 岁及以上年龄组。与 2013 年相比，除城市和 45—59 岁年龄组超重率基本持平外，其他人群的超重率和肥胖率均升高。全省居民中心型肥胖率为 39.4%，男性（43.1%）高于女性（35.9%），农村（45.9%）高于城市（35.1%）。与 2013 年相比，不同人群的中心型肥胖率均升高。

2. 1/3 的成人罹患高血压，高血压知晓率、治疗率有所提高，但患者规范管理率尚待提高，控制效果提升不明显。

2018 年江苏省 18 岁及以上居民高血压患病率为 32.3%，男性（37.1%）高于女性（27.6%），农村（34.8%）高于城市（30.6%），且随年龄增长而升高。与 2013 年相比（28.9%），患病率升高。江苏省高血压知晓率为 53.2%，治疗率为 45.7%，控制率为 19.6%，均为女性高于男性，城市高于农村，高龄组高于低龄组，且与 2013 年相比，各指标均有所提高（2013 年分别为 43.2%、35.0% 和 12.8%）。全省 35 岁及以上高血压患者健康管理率为 60.6%，规范管理率为 50.1%，随着年龄增长，高血压患者健康管理率和规范管理率均逐渐上升，且与农村相比，城市管理更规范。

3. 居民糖尿病患病率持续升高，患者知晓率、治疗率和控制率有所降低，健康管理欠规范，超过 1/5 的居民处于糖尿病前期。

2018 年江苏省 18 岁及以上居民糖尿病患病率为 15.0%，男性（15.8%）高于女性（14.2%），农村（16.4%）高于城市（14.1%），且随年龄增长而升高。与 2013 年相比（8.9%），患病率升高。江苏省糖尿病知晓率为 37.8%，治疗率为 33.8%，控制率为 28.9%，均为女性高于男性，高龄组高于低龄组，且与 2013 年相比，各指标均有所下降（2013 年分别为 41.3%、37.1% 和 37.2%）。全省 35 岁及以上糖尿病患者健康管理率为 56.2%，规范管理率为 49.3%，且城市和 60 岁及以上年龄组患者管理更规范。全省居民糖尿病前期患病率为 23.5%，男性（25.6%）高于女性（21.4%），农村（28.0%）高于城市（20.4%），且随年龄增长而升高。

4. 超过 1/3 的居民罹患血脂异常，但血脂异常知晓率、治疗率和控制率水平较低，血脂检测率仍需进一步提高。

2018 年江苏省 18 岁及以上居民血脂异常患病率为 37.9%，男性（47.8%）高于女性（28.3%），45—59 岁年龄组（43.1%）高于 18—44 岁年龄组（35.4%）和 60 岁及以上年龄组（37.7%），城乡基本持平。与 2013 年相比（31.5%），患病率上升。全省血脂异常知晓率为 23.9%，治疗率为 12.3%，控制率为 9.2%，均为女性高于男性，城市高于农村，高年龄组高于低年龄组。全省居民 1 年内血脂检测率为 40.1%，男性（41.7%）略高于女性（38.5%），城市（44.9%）高于农村（33.0%），随着年龄增长，1 年内血脂检测率呈上升趋势。

二、建议

（一）健全政府主导、部门协作、全社会共同参与的慢性病综合防控机制

各级政府部门要高度重视慢性病防控工作，将健康融入所有政策，把慢性病防控纳入当地国民经济和社会发展规划，作为政府工作目标考核的重要内容之一。各部门应密切协作，在各级政府领导下，以建设"健康江苏"为目标，以提高人民健康水平为核心，以控制慢性病危险因素、建设健康支持性环境为重点，以健康促进和健康管理为手段，提升全民健康素养，降低高危人群发病风险，提高患者生存质量，减少可预防的慢性病发病、死亡和残疾，提高居民健康期望寿命。

各级政府应以慢性病综合防控示范区建设为抓手，紧密结合健康城市、卫生城市建设，统筹各方资源，凝聚全社会力量，调动社会、家庭和个人参与慢性病防治的积极性，营造有利于慢性病防治的社会环境，推动慢性病防治管理水平提升，定期评估，科学调整防治

目标和控制策略，以提高慢性病防治的可及性、公平性和防治效果。

（二）加强健康教育，普及健康知识，提升健康素养

全方位开展健康促进，整合社会资源，充分利用社区、企业、学校、医院等方面的优势，面向家庭和个人普及健康知识，教育引导群众树立正确健康观。将学生健康教育纳入全民健康工作体系，健全工作机制，实现预防工作关口前移。建立并完善健康科普专家库和资源库，构建由专业机构向社会发布健康科普知识的机制，提高健康核心信息传播的权威性和准确性。充分利用主流媒体和新媒体开展形式多样的慢性病防治宣传教育，提升信息传播的广泛性和可及性，注重健康教育的针对性和实效性，提高居民健康素养水平和重点慢性病核心知识知晓率。

深入推进全民健康生活方式行动，强化生活方式指导及干预，开展"三减三健"（减盐、减油、减糖，健康体重、健康骨骼、健康口腔）专项行动，发展壮大健康生活方式指导员队伍，科学指导大众开展自我健康管理，积极发挥中医治未病优势，大力推广八段锦、太极拳等传统养生健身法，开发推广健康适宜技术和支持工具，增强群众维护和促进自身健康的能力，形成健康自我管理、人际互助的社会氛围。

（三）推进慢性病早期筛查，实施健康干预，降低高危人群发病风险

全面实施35岁以上人群首诊测血压，扩大健康自助检测点的设立范围，基层推广简易肺功能检测、骨密度测定、大便隐血检测等服务。加强健康体检规范化管理，逐步建立完善政府指导、单位负责、医疗机构实施、保险机构支撑的体检制度，将肺功能检查和骨密度检测纳入40岁以上人群常规体检内容，推动癌症、脑卒中、冠心病等慢性病的机会性筛查。

依托专业医疗机构，开展戒烟门诊规范化建设，提高戒烟干预能力。促进体医融合，在有条件的机构开设运动指导门诊，提供运动健康服务。基层医疗机构针对超重肥胖、血压血糖升高、血脂异常等慢性病高危人群开展患病风险评估，提供平衡膳食、身体活动、体质辨识等干预指导。

（四）落实分级诊疗制度，规范诊治慢性病，提高诊疗服务质量

推进家庭医生签约服务，优先将慢性病患者纳入家庭医生签约服务范围，逐步扩大签约服务人群范围和覆盖面，组织制定和修订重点慢性病防治与管理指南、技术操作规范及临床路径等，规范诊疗行为，优化诊疗流程，提高诊疗技术和管理服务水平。积极推进高

血压、糖尿病、心脑血管疾病、肿瘤等慢性病患者的分级诊疗，建立上下联动、急慢分治的就医秩序，逐步实现不同级别、不同类别医疗机构之间的有序转诊。积极推动综合医院与基层医疗机构的合作，组建形式多样、有序运行的医疗联合体，实现优质医疗服务资源下沉，为患者提供筛查、预防、治疗、管理、康复一体化全程服务。建设医疗服务综合监管平台，加强慢性病诊疗服务实时管理与控制，持续改进医疗质量，保障医疗安全。

（五）加大慢性病防控经费投入，加强队伍建设，健全医防合作机制

完善保障政策，进一步加大对慢性病防控的经费投入，增加公共卫生经费用于慢性病危险因素控制。加强慢性病防治机构和队伍能力建设，合理配置基层医疗卫生、公共卫生机构人员，确定岗位职责和工作任务，加强全科医生的培养和在职基层医疗机构专业技术人员的继续教育。

坚持防治结合，强化医防协作，推进慢性病防、治、管整体融合发展。疾病预防控制机构、综合医院和基层医疗机构要建立健全分工协作、优势互补的"三位一体"合作机制。疾病预防控制机构开展技术指导和考核评价；综合医院为基层医疗机构提供技术支持；基层医疗机构具体实施人群健康促进、高危人群发现和指导、患者干预和随访管理等基本医疗卫生服务。

（六）完善监测评估体系，开展慢性病防治研究，推广适宜技术应用

推进区域健康信息平台建设，健全慢性病危险因素、发病、患病和死亡监测体系，整合单病种、单因素慢性病及其危险因素监测信息，逐步实现信息互联互通，实时更新。利用大数据等技术，加强信息分析与利用，掌握慢性病流行规律及特点，发现主要健康问题，充分发挥慢性病监测信息在政策制定和防控效果评估中的科学支撑作用。

加强与国内外科研机构和国际组织合作，不断拓宽慢性病防控的研究领域。建立和完善慢性病队列，利用多源数据融合和大数据技术，深入探讨慢性病致病因素，助力慢性病防控，开展慢性病社会决定因素与疾病负担研究，探索有效的慢性病防控路径。结合慢性病防治需求，遴选成熟有效的慢性病预防、诊疗、康复保健适宜技术，加快成果转化和应用推广。

第二部分　江苏省骨质疏松症流行病学调查

摘要

一、调查基本情况

2018 年中国骨质疏松症流行病学调查在全国 11 个省市的 44 个县（区）开展。其中，江苏省的国家级项目点为南京市六合区、苏州市吴江区、靖江市、南通市港闸区。按照多阶段分层整群抽样，在每个调查县区采用与人口规模成比例的整群抽样（PPS 抽样）方法随机抽取 4 个乡镇／街道，在每个抽中的乡镇／街道采用与人口规模成比例的整群抽样（PPS 抽样）方法随机抽取 2 个行政村／居委会，在每个抽中的行政村／居委会采用整群随机抽样方法抽取 1 个村民小组（自然村）／居民小组（每个村民小组／居民小组至少包括 50 户含 40 岁及以上的村民／居民，8 户含 20—39 岁的居民），在抽中的村民小组／居民小组中，按照年龄、性别分层，随机抽取 8 名 20—39 岁之间的人群进行峰值骨密度调查，在每个被抽中的村民小组（自然村）／居民小组随机抽取不少于 50 户（含有 40 岁及以上的村民／居民）居民作为调查户，用于选取 40 岁及以上人群，在被抽中的调查户中，用 KISH 表法每户随机抽取 1 名 40 岁及以上居民进行调查。每个项目点计划调查 64 名 20—39 岁居民、400 名 40 岁及以上居民。为获取具有省级代表性的数据，在省卫生计生委支持下全省在国家项目的基础上，再扩充两处苏北项目点，即徐州市泉山区、盱眙县，抽样方法参照国家项目点。

本次项目工作对全省共计 2 780 余名居民进行了调查，以 20—39 岁居民的平均骨密度作为基准，通过计算 T 值，评估 40 岁及以上居民的骨密度水平。其中，问卷调查和身体测量由县区疾控中心组织通过统一培训的调查员完成，骨密度检测由通过 DXA 仪器的准确度和精确度评价的医院完成（评价方法参考《国际临床骨密度学会共识文件（2005 年版）》，所有骨密度测量仪通过扫描统一腰椎体模（欧洲腰椎体模 ESP，由北京积水潭医院提供）进行横向校准。

为保证项目的顺利开展，江苏省疾控中心先后举办了预备会和培训会，统一分工，协调工作。来自各县区疾控乡镇卫生院共计 130 余人参加了会议。由江苏省疾控中心、东部

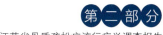

战区总医院和鼓楼医院成立省级工作组,对调查各阶段各部分内容进行质控。现场调查阶段,疾控中心负责对问卷调查和身体测量进行质控,医院对骨密度测量进行质控,所有质控结果均上传至调查系统;调查后期,由中国疾控中心对所有数据进行统一清洗,由江苏省疾控中心根据统一体膜校准的数据对骨密度检测结果进行校准。每个项目点首次开展现场调查时,省工作组均组织成员进行项目督导,以确保项目的顺利开展。根据中国疾控中心的反馈,全省骨密度检测中的股骨近端测量全部合格的县区有六合区、吴江区和港闸区,检测结果的准确性在全国项目点中名列前茅。

二、主要结果

（一）调查人群的一般情况

2018年骨质疏松症流行病学调查纳入分析的40岁及以上调查对象2 401人,其中男性1 016人(42.3%),女性1 385人(57.7%),城市1 202人(50.1%),农村[①] 1 199人(49.9%);苏南797人(33.2%),苏中804人(33.5%),苏北800人(33.3%)。

本次40岁及以上调查对象的最小年龄为40岁,最大年龄为88岁,平均年龄为57.9 ± 9.8岁,男性平均年龄为58.5 ± 10.0岁,女性平均年龄为57.4 ± 9.6岁;40—49岁人群592人(24.7%),50—59岁人群698人(29.1%),60—69岁人群815人(33.9%),70岁及以上人群296人(12.3%)。

（二）骨量低下情况

江苏省40岁及以上居民骨量低下流行率为38.9%;其中男性为36.2%,女性为41.6%;城市为34.5%,农村为41.7%;40—49岁人群为32.5%,50—59岁人群为43.6%,60岁及以上人群为42.5%。

（三）骨质疏松症患病率

江苏省40岁及以上居民骨质疏松症患病率为12.5%;其中男性为3.5%,女性为21.3%;城市为9.9%,农村为14.2%;40—49岁人群为2.4%,50—59岁人群为9.3%,60岁及以上人群为27.1%。

---

① 吴江区在第六次普查期间曾为吴江市,因此吴江区在本次报告中作为农村点进行分析。

（四）近 5 年骨折率

江苏省 40 岁及以上居民近 5 年骨折率为 5.0%，其中男性为 4.0%，女性为 5.9%；城市为 5.7%，农村为 4.5%；40—49 岁人群为 4.0%，50—59 岁人群为 4.9%，60 岁及以上人群为 6.1%。

（五）骨质疏松症疾病名称知晓率

江苏省 40 岁及以上居民骨质疏松症疾病名称知晓率为 47.3%，其中男性为 51.3%，女性为 43.4%；城市为 61.9%，农村为 38.2%；40—49 岁人群为 60.0%，50—59 岁人群为 49.8%，60 岁及以上人群为 30.6%。

第十二章　概述

一、背景

骨质疏松症(Osteoporosis)是一种以骨量减少、骨组织显微结构退化为特征，导致骨脆性增加及骨折危险性增加的一种全身代谢性骨病。20 世纪 90 年代，随着人口老龄化日趋严重，骨质疏松症已经成为全球常见慢性病之一，严重威胁着中老年人的健康，成为全球性公共卫生问题。目前，全世界已有 2 亿多名女性骨质疏松症患者，约有 1/10 的 60 岁以上女性患有骨质疏松症。

骨质疏松症患者的骨骼脆弱、骨强度降低，骨折阈值明显下降，因此，受轻微的外力作用就容易发生骨折。在世界范围内，骨质疏松症每年导致超过 890 万人骨折，全世界每 3 秒钟就有一人发生骨质疏松性骨折。国际骨质疏松基金会报告显示，在 50 岁以上人群中，1/3 的女性和 1/5 的男性会经历骨质疏松性骨折。有国家报道，在 60 岁以上骨折患者中 80% 与骨质疏松症有关。女性一生发生骨质疏松性骨折风险（40%）高于乳腺癌、子宫颈内膜癌和卵巢癌的总和，男性一生发生骨质疏松性骨折风险（13%）高于前列腺癌。骨折是骨质疏松症最重的后果，常见的骨质疏松性骨折发生部位包括腕部、脊椎椎体和髋部，其中脊椎椎体和髋部的骨折很可能造成中老年人失能，不但影响生活质量和寿命，还造成巨大的医疗成本和照护负担。研究显示，中国在 2010 年因骨质疏松性骨折所造成的耗费约 94.5 亿美元（女：男 ≈ 3 : 1），占国家医疗保健支出的 1.8%；而美国骨质疏松性骨折的耗费虽然高达 187 亿美元，但其所占国家医疗保健支出的比例仅为 0.7%，远远低于中国。该研究还预测 2035 年骨折所造成的耗费将会翻倍，至 2050 年将增至 254.3 亿美元，相较于 2010 年，增幅高达 169%。

目前我国公共卫生保障体系开始逐渐重视骨质疏松症防控的问题。但现有的关于骨质疏松症患病情况的数据基本来源于不同机构所做的不同地区的独立骨质疏松症流行病学调查，缺乏全国层面的骨质疏松症流行病学数据，在全国范围开展具有全国代表性的、基于社区人群的流行病学调查以了解我国骨质疏松症的患病及其相关危险因素流行状况，对于制定和评估骨质疏松症相关防治政策和措施具有十分积极和重大的意义。因此，2018 年中国疾控中心慢病中心联合中华医学会骨质疏松和骨矿盐疾病分会在 11 个省市组织开展中国骨质疏松症流行病学调查项目，江苏省是项目省份之一。为保证全省按时保质完成调查任务，同时保证调查数据具有江苏代表性，根据国家项目总体工作方案，在省卫生计生委的支持下，全省新增徐州市泉山区和淮安市盱眙县作为苏北项目点。

二、监测目的

了解江苏省 40 岁及以上居民骨量低下、骨质疏松症和骨折发生率和分布特点，以及骨质疏松症名称知晓率。

三、监测对象、内容与方法

（一）监测范围和对象

江苏省设 6 个监测点，包括南京市六合区、徐州市泉山区、苏州市吴江区、南通市港闸区、盱眙县和靖江市。

本次调查对象的纳入标准为调查前 12 个月在监测点地区居住 6 个月以上且年龄≥ 40 岁的居民。但有以下情况者不作为调查对象：① 居住在功能区中的居民，如工棚、军队、学生宿舍、养老院等；② 认知或交流障碍者；③ 高位截瘫患者；④ 妊娠期妇女；⑤ 不能平卧于检查床上，或不能坚持 5 分钟者；⑥ 脊柱严重畸形或脊柱上有金属内置物者。

（二）监测内容和方法

（1）问卷调查

① 人口学特征：年龄、性别、民族、职业、受教育状况等；② 影响因素：营养状态、吸烟、饮酒、饮料、咖啡、体力活动、钙摄入、维生素 D 补充等；③ 既往疾病和药物史：曾有脆性骨折史、父母有骨折史、性腺功能低下史、长期服用糖皮质激素或其他免疫抑制剂的患者（甲状旁腺功能亢进、甲状腺功能亢进、肾衰竭、糖尿病等）、妇科史（月经周期是否规律、是否绝经及绝经年龄、是否切除子宫和卵巢等）等；④ 既往骨科史：骨质疏松症知晓情况、采取措施预防骨质疏松的情况、是否骨折过、是否做过骨密度检查的情况等。

（2）身体测量

内容包括身高、体重、腰围、血压、平衡能力、步行速度测试、重复从椅子站起的时间。

(3)骨密度检测

采用国际上公认的金标准双能X线吸收法（DXA）进行腰椎正位（L1—L4和L2—L4）、股骨颈、大转子、全髋骨密度测量。采用WHO诊断标准，骨密度值低于同性别、同种族正常成人的骨峰值不足1个标准差属正常；降低1至2.5个标准差为骨量低下（骨量减少）；降低程度等于大于2.5个标准差为骨质疏松症；骨密度降低程度符合骨质疏松症诊断标准同时伴有一处或多处骨折时为严重骨质疏松症。其中，用于诊断是否为骨质疏松症的T值计算公式如下：

T 值 =（测量值 − 骨峰值）/ 正常成人骨密度标准差

四、抽样设计

（一）样本量计算

（1）患病率样本量估算（40岁及以上人群）

计算样本量时，考虑了以下分层因素：① 性别2层（男性、女性）。② 城乡2层，将全国所有的县（包括县级市）定位为农村，所有的区定位为城市。因此共分为4层。样本量的计算公式为 $N = deff \dfrac{u^2 p(u-p)}{d^2}$，其中 α 取0.05（双侧）；根据文献研究对江苏省骨质疏松症的患病率估计，p 取18.3%，设计效率 $deff$ 取2；相对误差 r 为25%。根据以上参数取值，计算得到平均每层的样本量约为549人。考虑到上述分层因素，同时考虑应答率为95%，计算得到最小样本量为2311人。

样本的分配：为达到足够样本量，每个调查县区抽取400人，总样本量为2400人。（400人/调查区县 × 6个县区点 = 2400人）。每个村民小组（自然村）/居民小组抽取50人。

（2）峰值骨密度样本量的估算（20—39岁人群）

采用公式：$N = (u_\alpha \sigma / \delta)^2$ 进行计算。α 取0.05，σ 为总体标准差，根据现有研究，20—39岁人群骨密度标准差介于0.123—0.165 g/cm^2 之间，为保证样本量尽可能大，本次 σ 取高值0.165。δ 为容许误差，取标准差的20%（标准差取低值0.123）。每层需要样本量173人。按照性别分层，考虑90%应答率，实际需要样本量384人。

样本的分配：按照男女平均分配。为达到足够样本量，每个调查县区抽取64人，共384人。每个村民小组（自然村）/居民小组抽取8人。

（二）抽样方法

本次监测采用多阶段分层整群抽样方法，在每个监测点随机抽取 4 个乡镇 / 街道，在每个抽中的乡镇 / 街道随机抽取 2 个行政村 / 居委会，在每个抽中的行政村 / 居委会随机抽取 1 个村民小组 / 居民小组。在每个抽中的村民小组 / 居民小组随机抽取 50 户有 40 岁及以上居民的家庭，每户用 KISH 表法随机抽取 40 岁及以上居民 1 名进行调查；在每个抽中的村民小组 / 居民小组随机抽取有至少 1 名 20—39 岁男性或女性居民的家庭各 4 户，每户用简单随机方法抽取 1 名进行调查。每个监测点调查 464 人，调查户置换率 <10%，全省 6 个监测点合计调查 2 784 人。见表 1-1。

表 12-1　江苏省骨质疏松症流行病学调查对象抽样过程

抽样阶段	样本分配	抽样方法
第一阶段	抽取 4 个乡镇 / 街道	与人口规模成比例的抽样
第二阶段	抽取 2 个行政村 / 居委会	与人口规模成比例的抽样
第三阶段	抽取 1 个村民小组 / 居民小组（至少 50 户）	整群随机抽样
第四阶段	抽取 50 个村民 / 居民户（含 40 岁及以上居民）抽取 8 个村民 / 居民（含 20—39 岁及居民户 4 男 4 女）	简单随机抽样
第五阶段	每个家庭随机抽取 1 人（40 岁及以上居民）	KISH 表法

五、统计分析方法

（一）数据清理

中国疾控中心对所有项目数据进行统一清理，数据清理包括对重复数据的剔除，对缺失值、逻辑错误和离群值的判断及处理，对重要信息（性别、年龄）的填补和纠正，以及不同数据库的合并等。在此基础上，通过北京积水潭医院提供的统一体模，由江苏省疾控中心对全省的骨密度值实测值进行校准。

（二）统计分析

统计分析主要以性别、年龄（40—49岁，50—59岁，60岁及以上）、城乡作为分层因素，采用率、构成比、均数等指标进行统计描述，主要监测结果采用复杂抽样加权的方法进行调整。

（三）加权调整

由于本次监测采用了多阶段复杂抽样设计，需对样本进行抽样加权。同时，抽样造成了某些重要指标在样本与总体分布上的偏差（主要为性别和年龄的偏差），需进一步对样本结构进行事后分层调整。

（1）抽样权重：按照本次抽样设计，样本个体的抽样权重 W_S 计算公式为：

$W_S = W_{S1} \times W_{S2} \times W_{S3} \times W_{S4} \times W_{S5} \times W_{S6}$。

W_{S1} 为样本县（市、区）的抽样权重，其值为分层简单随机抽样下样本县（市、区）入样概率的倒数。

W_{S2} 为样本乡镇（街道）的抽样权重，其值为与人口数成比例的PPS抽样下样本乡镇（街道）抽样概率的倒数。

W_{S3} 为样本行政村（居委会）的抽样权重，其值为与人口数成比例的PPS抽样下样本行政村（居委会）抽样概率的倒数。

W_{S4} 为样本村民（居民）小组的抽样权重，由于每个行政村（居委会）只抽取1个村民（居民）小组，因此其值为个体所在行政村（居委会）的村民（居民）小组数量。

W_{S5} 为样本家庭户的抽样权重，其值为村民（居民）小组中含有40岁及以上成员的总家庭户数除以该小组内被抽中参加调查的家庭户数。

W_{S6} 为样本个体的抽样权重（仅40岁及以上调查对象有此权重），由于在每个家庭户中仅抽取1名40岁及以上居民参与调查，因此其值为个体所在家庭满足调查条件的40岁及以上居民数量。

（2）事后分层权重：考虑的分层因素为性别2层、城乡2层、年龄3层（40—49岁，50—59岁，60岁及以上），最后共分为12层。经抽样权重加权的监测样本与全国第六次人口普查江苏省人口数均按照上述因素进行相同分层，每层事后分层权重 $W_{ps.k}$ 的计算公式如下：

$$W_{ps.k} = \frac{人口普查在第k层的人口数}{样本在第k层的抽样权重之和}$$

样本个体的最终权重：$W = W_S \times W_{ps.k}$

除特殊说明外，本报告所示结果均为加权调整后的结果。

六、质量控制

为保证调查数据的可靠性和准确性，江苏省疾控中心针对监测工作的各环节制定了严格的质量控制方案，建立省、市和监测点三级质量控制体系，充分利用信息化手段，实现实时上报数据、实时质量控制、实时反馈问题，形成省级—市级—监测点三级联动的质量控制工作制度。

（一）现场调查质控

省疾控中心根据国家监测方案修订全省技术实施方案，统一采购监测所需身高计、电子体重秤、腰围尺和电子血压计，组织省级师资和监测点技术骨干参加国家级培训，举办省级培训和考核。所有参加本次监测工作的工作人员，均经过培训且考核合格。所有项目点第一次开展现场调查前，省级工作组均进行不少于 2 天的现场技术指导和质量控制，同时组织其他检测点进行观摩和学习。省级工作组还从每个监测点随机抽取 10% 的问卷进行远程录音核查，对发现的问题及时进行反馈和纠正。

（二）骨密度检测质控

流行病学调查过程中，为了保证各调查点间不同骨密度仪测量结果的可比性，邀请东部战区总医院的专家对所有骨密度测量仪通过扫描统一腰椎体模进行横向校准。骨密度测量仪在整体项目调查开始前使用本单位 DXA 所配的腰椎体模重复扫描 10 次，每次扫描重新摆位，扫描 10 次腰椎体模扫描测量打印报告原图，通过骨密度信息管理系统上传，以供 DAX 操作者日常检控。另外，随机选取流调人群年龄范围内男、女受检者 30 例，并在同一日内分别对腰椎和股骨近端（左侧）测量 2 次，每次重复测量均重新摆放体位。完成测量后，扫描 30 例 2 次腰椎和股骨近端测量打印报告原图，通过骨密度信息管理系统上传，供省级质量控制专家审核。只有审核通过的医院，才可以进行骨密度测量。

（三）数据质控

中国疾控中心慢病中心负责对江苏省监测数据进行清理，省级工作组组织各监测点核实、处理数据清理过程中的各种问题。全省共有 2 804 条调查记录，排除关键信息缺失的记录后，最终 2 780 条调查记录纳入分析，数据有效率为 99.1%。

第十三章 主要结果

第一节 调查对象基本情况

江苏省骨质疏松流行病学调查40岁及以上人群共计2 401人，其中男性1 016人（42.3%），女性1 385人（57.7%），城市1 202人（50.1%），农村1 199人（49.9%）。调查人群平均年龄为57.9岁，40—49岁，50—59岁和60岁及以上年龄组人群分别有592人（24.7%）、698人（29.1%）和1 111人（46.3%）。见表13-1。

表13-1 2018年江苏省骨质疏松流行病学调查一般人口学特征

	年龄组	城市		农村		合计	
		N	%	N	%	N	%
男性	40—49岁	114	9.5	127	10.6	241	10.0
	50—59岁	147	12.2	123	10.3	270	11.2
	60岁及以上	247	20.5	258	21.5	505	21.0
	小计	508	42.3	508	42.4	1 016	42.3
女性	40—49岁	193	16.1	158	13.2	351	14.6
	50—59岁	206	17.1	222	18.5	428	17.8
	60岁及以上	295	24.5	311	25.9	606	25.2
	小计	694	57.7	691	57.6	1 385	57.7
合计	40—49岁	307	25.5	285	23.8	592	24.7
	50—59岁	353	29.4	345	28.8	698	29.1
	60岁及以上	542	45.1	569	47.5	1 111	46.3
	小计	1 202	100.0	1 199	100.0	2 401	100.0

第二节 骨健康情况

一、相关指标定义

骨质疏松症患病率：本次调查中筛查出的骨质疏松症患者占调查人群的百分比。符合以下三种情况之一即为骨质疏松症：① 髋骨或椎体脆性骨折；② 经 DXA 骨密度仪测量后计算 T 值 ≤ -2.5；③ 骨量低下（$-2.5 < T$ 值 < -1），同时肱骨、骨盆或前臂发生脆性骨折。

骨量低下流行率：经 DXA 骨密度仪测量后计算：$-2.5 < T$ 值 < -1，且未达到骨质疏松症诊断标准的人数占调查人数的百分比。

近5年骨折率：近5年被县级及以上医疗机构诊断为骨折的人数占调查人数的百分比。

二、骨健康情况

（一）骨质疏松症患病率

江苏省40岁及以上居民骨质疏松症患病率为12.5%，其中男性患病率为3.5%，女性为21.3%，女性高于男性。城市和农村分别为9.9%和14.2%。40—49岁人群患病率为2.4%，50—59岁人群患病率为9.3%，60岁及以上人群为27.1%，全省居民骨质疏松症患病率随年龄增长呈现上升趋势，且各年龄组均为女性高于男性，农村高于城市。见表13-2。

表 13-2 2018年江苏省不同性别、年龄、地区居民骨质疏松症患病率

单位：%

年龄分组	分组				合计
	男性	女性	城市	农村	
40—49岁	0.2	4.6	1.0	3.4	2.4
50—59岁	3.8	14.9	8.3	10.0	9.3
60岁及以上	7.2	45.4	22.7	30.0	27.1
合计	3.5	21.3	9.9	14.2	12.5

（二）骨量低下流行率

江苏省 40 岁及以上居民骨量低下流行率为 38.9%，其中男性为 36.2%，女性为 41.6%，女性高于男性。城市和农村分别为 34.5% 和 41.7%。40—49 岁人群为 32.5%，50—59 岁人群为 43.6%，60 岁及以上人群为 42.5%，全省男性居民骨量低下流行率随年龄增长呈现上升趋势，女性则呈现先上升后下降的趋势，且各年龄组骨量低下流行率均为女性高于男性，农村高于城市。见表 13-3。

表 13-3　2018 年江苏省不同性别、年龄、地区居民骨量低下流行率

单位：%

年龄分组	分组				合计
	男性	女性	城市	农村	
40—49 岁	32.2	32.8	24.4	37.9	32.5
50—59 岁	36.2	51.3	41.5	45.0	43.6
60 岁及以上	41.0	43.8	41.1	43.3	42.5
合计	36.2	41.6	34.5	41.7	38.9

（三）近 5 年骨折率

江苏省 40 岁及以上居民近 5 年骨折率为 5.0%，其中男性近 5 年骨折率为 4.0%，女性为 5.9%，女性高于男性。城市和农村分别为 5.7% 和 4.5%。40—49 岁人群近 5 年骨折率为 4.0%，50—59 岁人群患病率为 4.9%，60 岁及以上人群为 6.1%，全省居民近 5 年骨折率随年龄增长呈现上升趋势，且各年龄组均为女性高于男性，城市高于农村。见表 13-4。

表 13-4　2018 年江苏省不同性别、年龄、地区居民近 5 年骨折率

单位：%

年龄分组	分组				合计
	男性	女性	城市	农村	
40—49 岁	3.3	4.6	4.0	3.9	4.0
50—59 岁	4.3	5.6	6.3	4.0	4.9
60 岁及以上	4.8	7.4	7.2	5.5	6.1
合计	4.0	5.9	5.7	4.5	5.0

第三节 骨质疏松症相关危险因素

一、相关指标定义

奶制品摄入不足比例：调查对象自述过去一年从未摄入牛奶及奶制品者在调查人群中所占的比例。

身高减少比例：调查对象自述40岁后身高减少超过3 cm者在调查人群中所占的比例。

二、奶制品摄入不足情况

江苏省40岁及以上居民奶制品摄入不足比例为55.8%，其中男性奶制品摄入不足比例为57.2%，女性为54.4%，男性高于女性。城市和农村分别为50.0%和59.4%。40—49岁人群奶制品摄入不足比例为54.9%，50—59岁人群为58.7%，60岁及以上人群为54.4%，全省居民奶制品摄入不足比例在50—59岁年龄组最高，男性高于女性，农村高于城市。见表13-5。

表13-5 2018年江苏省不同性别、年龄、地区居民奶制品摄入不足比例

单位：%

年龄分组	分组				合计
	男性	女性	城市	农村	
40—49岁	55.4	54.5	43.3	62.7	54.9
50—59岁	59.1	58.2	56.2	60.2	58.7
60岁及以上	57.6	51.4	53.0	55.2	54.4
合计	57.2	54.4	50.0	59.4	55.8

三、身高减少情况

江苏省 40 岁及以上居民近 5 年身高减少的比例为 9.2%，其中男性近 5 年身高减少的比例为 8.0%，女性为 10.4%，女性高于男性。城市和农村分别为 7.3% 和 10.4%。40—49 岁人群近 5 年身高减少的比例为 2.3%，50—59 岁人群为 8.8%，60 岁及以上人群为 17.5%，全省居民近 5 年身高减少的比例随年龄增长呈现上升趋势，且各年龄组均为女性高于男性，农村高于城市。见表 13-6。

表 13-6 2018 年江苏省不同性别、年龄、地区居民身高减少的比例

单位：%

年龄分组	男性	女性	城市	农村	合计
40—49 岁	2.3	2.4	2.2	2.4	2.3
50—59 岁	6.8	10.9	6.2	10.5	8.8
60 岁及以上	15.7	19.2	14.8	19.1	17.5
合计	8.0	10.4	7.3	10.4	9.2

第四节 骨质疏松症知晓与检测情况

一、相关指标定义

骨质疏松症名称知晓率：在调查前已经知晓骨质疏松症名称者在调查人群中所占的比例。

骨密度检测率：调查时自报既往接受过骨密度检测者在调查人群中所占的比例。

二、骨质疏松症名称知晓情况

江苏省40岁及以上居民骨质疏松症名称知晓率为47.3%，其中男性为51.3%，女性为43.4%，男性高于女性。城乡居民骨质疏松症名称知晓率分别为61.9%和38.2%，城市高于农村。40—49岁人群骨质疏松症名称知晓率为60.0%，50—59岁人群为49.8%，60岁及以上人群为30.6%，骨质疏松症名称知晓率随年龄增长而下降，且各年龄组均为男性高于女性，城市高于农村。见表13-7。

表13-7 2018年江苏省不同性别、年龄、地区居民骨质疏松症名称知晓率

单位：%

年龄分组	分组				合计
	男性	女性	城市	农村	
40—49岁	65.7	54.4	74.7	50.2	60.0
50—59岁	55.2	44.3	64.5	40.5	49.8
60岁及以上	30.9	30.3	43.5	23.1	30.6
合计	51.3	43.4	61.9	38.2	47.3

三、骨密度检测情况

江苏省 40 岁及以上居民骨密度检测率为 6.1%，其中男性为 5.2%，女性为 6.9%，女性高于男性。城市居民骨密度检测率为 13.7%，高于农村（1.3%）。40—49 岁、50—59 岁、60 岁及以上居民骨密度检测率分别为 6.4%、4.7% 和 6.8%。见表 13-8。

表 13-8　2018 年江苏省不同性别、年龄、地区居民骨密度检测率

单位：%

年龄分组	男性	女性	城市	农村	合计
40—49 岁	4.3	8.4	14.7	0.8	6.4
50—59 岁	5.0	4.5	10.9	0.8	4.7
60 岁及以上	6.4	7.1	14.9	2.2	6.8
合计	5.2	6.9	13.7	1.3	6.1

第十四章 主要发现与建议

一、主要发现

（一）江苏省 40 岁及以上女性居民的骨健康值得高度关注，女性骨量低下流行率和骨质疏松症患病率均高于男性

江苏省 40 岁及以上居民骨质疏松症患病率为 12.5%，与全国水平持平（12.6%）；男性为 3.5%，低于全国水平（4.4%）；女性为 21.3%，高于全国水平（20.9%）；城市为 9.9%，低于全国水平（10.9%）；农村为 14.2%，略高于全国水平（13.6%）。江苏省 40 岁及以上居民骨量低下流行率为 38.9%，低于全国水平（40.9%）；男性为 36.2%，低于全国水平（41.7%）；女性为 41.6%，高于全国水平（40.0%）。

（二）关注骨健康，农村地区重在防内因，城市地区重在防外因

江苏省 40 岁及以上居民近 5 年骨折率为 5.0%，其中男性为 4.0%，女性为 5.9%；城市为 5.7%，农村为 4.5%。近 5 年骨折率女性高于男性，与女性骨质疏松症患病率相符；城市高于农村，但城市骨质疏松症患病率低，提示城市地区可能存在更多的致骨折风险。关注骨健康，农村地区重在防内因（骨质疏松症），城市地区重在防外因（骨折的危险因素）。

（三）骨质疏松症的知识科普重在农村的 60 岁及以上人群，骨密度检测率整体偏低

江苏省 40 岁及以上居民骨质疏松症名称知晓率为 47.3%，与全国水平相当（48.8%）；男性为 51.3%，高于全国水平（48.6%）；女性为 43.4%，低于全国水平（49.0%）；城市为 61.9%，和全国水平相当（61.9%）；农村为 38.2%，低于全国水平（41.7%）。江苏省 40 岁及以上居民骨密度检测率整体偏低，仅为 6.1%，高于全国水平（3.3%）；男性为 5.2%，女性为 6.9%，均高于全国水平（男性为 2.8%，女性为 3.8%）；城市为 13.7%，高于全国水平（6.6%）；农村为 1.3%，略低于全国水平（1.6%）。

二、建议

（一）加强对 40 岁及以上女性的骨密度检测

根据《中国防治慢性病中长期规划（2017—2025 年）》，为实施早诊早治，降低高危人群发病风险，各地应积极推进将骨密度检测项目纳入 40 岁及以上人群常规体检内容。40 岁及以上女性的骨密度水平远低于男性，各地应重点开展 40 岁及以上女性的骨密度筛查。

（二）扩大监测范围，提高骨质疏松症的监测质量

骨质疏松症流行病学调查在江苏省开展较晚，监测点较少，与其他常见慢性病相比，数据仍有一定的局限性，特别是 20—39 岁人群样本量有限，影响精准判断全省骨质疏松症患病情况。后期应加大经费投入，在全省 13 个设区市合理设置监测点，确保样本的代表性。

（三）因地因人制宜，提高骨质疏松症防制水平

本次调查显示，农村的骨质疏松症患病率高于城市，而骨密度检测率却较低，农村地区应加强骨密度的筛查和干预。城市 40 岁及以上居民近 5 年骨折率高于农村，在开展骨密度的筛查和监测的同时，需要加强预防骨折的宣传和健康促进。

第三部分　江苏省居民慢性阻塞性肺疾病监测

摘要

一、监测基本情况

根据《国家卫生计生委办公厅关于印发中国居民慢性病与营养监测工作方案（试行）的通知》（国卫办疾控函〔2014〕814号）以及《财政部、国家卫生健康委关于提前下达2019年公共卫生服务（重大公共卫生）补助资金预算的通知》（财社〔2018〕164号）的要求，在中国疾控中心慢病中心的指导下，江苏省疾控中心于2019年组织开展了第二轮居民慢性阻塞性肺疾病（以下简称慢阻肺）监测工作。

2019年江苏省居民慢阻肺监测工作在南京市雨花台区、连云港市海州区、淮安市淮安区、江阴市、溧阳市和扬中市等6个监测点开展。调查对象为调查前12个月内在监测点区域内居住至少6个月，年满40岁的居民。采用多阶段整群随机抽样方法，在每个监测点随机抽取3个乡镇（街道），每个乡镇（街道）随机抽取2个行政村（居委会），每个行政村（居委会）随机抽取1个村民（居民）小组，每个村民（居民）小组随机抽取100户有40岁及以上居民的家庭户，每户用KISH表法随机抽取40岁及以上居民1名进行调查。每个监测点调查600人，全省合计调查3 600人。经数据清理后，最终纳入分析的有效样本数为3 587人，用于估算全省40岁及以上居民慢阻肺流行现况及危险因素分布特征。

本次慢阻肺监测包括询问调查、身体测量、肺功能检查和胸部X线检查4部分。询问调查主要包括家庭问卷和个人问卷，由经过统一培训的调查员以面对面询问的方式进行调查。家庭问卷调查内容包括家庭记录、家庭成员登记以及相关联系记录，用于抽取调查对象。个人问卷调查内容主要包括人口统计学资料、慢阻肺知识知晓情况、个人与家庭疾病史、呼吸道症状、生活质量评估测试评分（CAT）、呼吸道疾病病例管理、吸烟情况、居住环境、做饭与燃料、职业暴露等危险因素情况，以及肺功能检查禁忌证等。身体测量包括身高、体重、腰围、臀围和血压等。所有无肺功能检查禁忌证的对象均进行肺功能检查，评估对象肺功能情况以及是否存在持续性气道阻塞。调查对象首先完成基础肺功能测试，然后进行支气管舒张试验，吸入沙丁胺醇气雾剂（支气管扩张剂）400 μg，15 分钟后再进行支气管舒张试验后肺功能测试。在支气管舒张试验后肺功能测试中，第一秒用力呼气量（FEV1）与用力肺活量（FVC）之比小于 0.7 的调查对象在当地二级及以上医疗机构进行胸部正位 X 线检查。

为保证监测数据的可靠性和准确性，省疾控中心针对监测工作的各环节制定严格的质量控制方案，建立省、市和监测点三级质量控制体系，充分利用信息化手段，实现实时上报数据、实时质量控制、实时反馈问题，形成监测点—市级—省级三级联动的质量控制工作制度。由具有多年监测工作经验的省级师资对监测点技术负责人、问卷调查员、身体测量员、肺功能检查员和数据管理员等各类监测相关工作人员进行统一培训，参训学员考核合格后方能参加现场调查工作。在全省第一个监测点启动现场调查时，省疾控中心组织其他监测点的技术骨干进行观摩学习。在现场调查期间，省级监测工作组派出省级和地市级专家联合到每个监测点进行不少于 2 天的现场技术指导和督查。参照美国胸科协会肺功能测试标准对肺功能检查结果进行质控，质量评级为 C 级及以上的比例约为 98%。省级监测工作组还从每个监测点随机抽取 10% 的问卷进行远程录音核查，对发现的问题及时进行反馈和纠正。

二、主要结果

（一）监测人群一般情况

2019 年江苏省慢阻肺监测共完成调查 3 600 人，经数据清理，最终纳入分析的 40 岁及以上有效样本数为 3 587 人，其中男性 1 598 人，占 44.5%，女性 1 989 人，占 55.5%；40—49 岁年龄组 791 人，占 22.1%，50—59 岁年龄组 1 258 人，占 35.1%，60 岁及以上年龄组 1 538 人，占 42.9%；城市 2 587 人，占 72.1%，农村 1 000 人，占 27.9%。

（二）慢阻肺患病情况

2019 年江苏省 40 岁及以上居民慢阻肺患病率为 10.3%，男性（15.0%）高于女性（5.7%），农村（12.8%）高于城市（9.6%），且患病率随年龄增长呈现上升趋势。

全省 40 岁及以上慢阻肺患者中，气流受限严重程度分级为轻度、中度、重度和极重度患者的比例分别为 72.8%、23.1%、2.4% 和 1.8%。

（三）慢阻肺相关危险因素

1. 吸烟及二手烟暴露情况

2019年江苏省40岁及以上居民吸烟率为38.6%，男性（74.1%）明显高于女性（3.9%），农村（45.2%）高于城市（36.8%），40—49岁、50—59岁、60岁及以上年龄组吸烟率依次增高，分别为34.2%、38.5%和43.6%。

江苏省40岁及以上居民现在吸烟率为29.2%，男性为56.4%，女性为2.7%，城市为28.3%，农村为32.6%，40—49岁、50—59岁、60岁及以上年龄组现在吸烟率分别为29.1%、30.3%和28.5%。

江苏省40岁及以上非吸烟居民二手烟暴露率为52.5%，男性（57.1%）高于女性（50.5%），城市（53.0%）高于农村（50.4%），40—49岁、50—59岁、60岁及以上年龄组非吸烟居民二手烟暴露率分别为59.8%、56.1%和41.2%，呈下降趋势。

2. 职业粉尘和/或有害气体暴露情况

2019年江苏省40岁及以上居民职业粉尘和/或有害气体暴露率为47.5%，男性（54.6%）高于女性（40.6%），农村（58.4%）高于城市（44.5%），40—49岁、50—59岁、60岁及以上年龄组职业粉尘和/或有害气体暴露率分别为41.4%、51.3%和51.3%。

在江苏省40岁及以上有职业粉尘和/或有害气体暴露的人群中，职业粉尘和/或有害气体防护率为53.3%，男性（53.6%）与女性（53.0%）基本一致，城市（59.3%）高于农村（36.6%）；随着年龄增长，防护率逐渐降低。

3. 家庭烹饪污染燃料使用情况

2019年江苏省40岁及以上居民的家庭烹饪污染燃料使用比例为19.6%，以生物燃料为主（18.6%），农村居民家庭烹饪污染燃料使用比例（41.0%）高于城市（13.9%），60岁及以上年龄组家庭烹饪污染燃料使用比例为30.7%，高于两个低年龄组。

（四）慢阻肺知晓与肺功能检查情况

1. 慢阻肺知晓情况

2019年江苏省40岁及以上居民慢阻肺疾病名称知晓率为15.6%，男性（17.2%）高于女性（13.9%），城市（17.3%）高于农村（9.3%），40—49岁年龄组知晓率为19.5%，50—59岁年龄组为15.7%，60岁及以上年龄组为10.9%，呈下降趋势。

江苏省40岁及以上慢阻肺患者中，慢阻肺患病知晓率为2.5%；男性患病知晓率为3.5%，高于女性；农村患病知晓率为2.7%，略高于城市；60岁及以上年龄组患病知晓率为3.6%，高于其他两个年龄组。

2. 肺功能检查情况

2019年江苏省40岁及以上居民肺功能检查率为5.0%，男性（6.3%）高于女性（3.8%），城市（5.7%）高于农村（2.5%）；随着年龄增长，肺功能检查率呈下降趋势。

江苏省40岁及以上慢阻肺患者中，肺功能检查率为6.6%，男性（8.2%）高于女性（2.5%），城市（5.8%）低于农村（8.8%）；50—59岁年龄组检查率为9.9%，高于其他两个年龄组。

第十五章　概述

一、背景

慢性阻塞性肺疾病是一类以不完全可逆的气流受限为特征的疾病，位居我国居民死因的第三位，患病率高，造成的疾病负担严重。2014 年，慢阻肺监测纳入中国居民慢性病与营养监测体系，作为中央补助地方公共卫生专项慢性病防控项目在全国 31 个省（自治区、直辖市）的 125 个监测点开展，其中江苏省设 6 个监测点。首次全国居民慢阻肺监测结果显示，我国 40 岁及以上居民慢阻肺患病率为 13.6%，并随年龄增长而急剧增加，慢阻肺患病率较 10 年前增加了约 65.9%。江苏省同期监测结果为 11.9%，慢阻肺防控形势严峻。2017 年初，国务院办公厅印发《中国防治慢性病中长期规划（2017—2025 年）》，提出了具体的针对以慢阻肺为主的慢性呼吸系统疾病防控目标，为开展慢阻肺监测与综合防控提供了政策保障。

持续开展居民慢阻肺监测，全面、准确、动态地掌握慢阻肺及其相关因素在人群中的流行状态及变化趋势，对于完善以慢阻肺为主的慢性呼吸系统疾病防控策略和措施，评估防控效果具有重要的作用。

根据《国家卫生计生委办公厅关于印发中国居民慢性病与营养监测工作方案（试行）的通知》（国卫办疾控函〔2014〕814 号）以及《财政部、国家卫生健康委关于提前下达 2019 年公共卫生服务（重大公共卫生）补助资金预算的通知》（财社〔2018〕164 号）的要求，在中国疾控中心慢病中心的指导下，江苏省疾控中心于 2019 年在 6 个监测点组织开展第二轮居民慢阻肺监测。监测的内容包括问卷调查、身体测量、肺功能检查和胸部 X 线检查。

二、监测目的

了解江苏省城乡 40 岁及以上居民慢阻肺及其危险因素流行现况和分布特点，以及慢阻肺知晓和肺功能检查情况，为制定慢阻肺预防控制策略和措施，评估防控效果提供基础数据和科学依据。

三、监测对象、内容与方法

（一）监测范围和对象

根据《2019年中国居民慢性阻塞性肺疾病监测方案》的要求，江苏省设6个监测点，包括南京市雨花台区、连云港市海州区、淮安市淮安区、江阴市、溧阳市和扬中市。

本次调查对象的纳入标准为调查前12个月在监测点地区居住6个月以上且年龄≥40岁的居民。但有以下情况者不作为调查对象：①居住在功能区中的居民，如工棚、军队、学生宿舍、养老院等；②精神疾患或认知障碍（包括痴呆、理解能力障碍、聋哑等）患者；③新近发现和正在治疗的肿瘤患者；④高位截瘫患者；⑤妊娠期或哺乳期女性。

（二）监测内容和方法

本次慢阻肺监测包括询问调查、身体测量、肺功能检查和胸部X线检查4部分。

（1）询问调查

询问调查采用家庭和个人两种问卷收集信息，由经过统一培训的调查员以面对面询问的方式完成。家庭问卷调查内容包括家庭记录、家庭成员登记以及相关联系记录，用于抽取调查对象。个人问卷调查内容主要包括人口统计学资料、慢阻肺知识知晓情况、个人与家庭疾病史、呼吸道症状、生活质量评估测试评分（CAT）、呼吸道疾病病例管理、吸烟情况、居住环境、做饭与燃料、职业暴露等危险因素情况，以及肺功能检查禁忌证等。

（2）身体测量

由调查员采用标准方法测量所有调查对象的身高、体重、腰围、臀围和血压。身高测量采用最大测量长度为2.0 m、精确度为0.1 cm的身高坐高计（TZG型）；体重测量采用最大称量为150 kg、精确度为0.1 kg的电子体重秤（百利达HD-394）；腰围、臀围测量采用最大测量长度为1.5 m、精确度为0.1 cm的腰围臀围尺（火炬型）；血压测量采用电子血压计（欧姆龙HBP-1300），精确度为1 mmHg。所有测量仪器均符合国家计量认证要求。测量方法均符合《人群健康监测人体测量方法》（WS/T 424—2013）标准要求。

（3）肺功能检查

本次监测中所有无肺功能检查禁忌证的对象均进行肺功能检查，评估对象肺功能情况以及是否存在持续性气道阻塞。肺功能检查采用便携式肺功能仪（CareFusion，型号MasterScreen），由经过统一培训且考核合格的测试员进行操作。调查对象首先完成基础肺功能测试，然后进行支气管舒张试验，吸入沙丁胺醇气雾剂（支气管扩张剂）400 μg，15分钟后再进行支气管舒张试验后肺功能测试。测量指标主要包括一秒用力呼气容积（FEV_1）、六秒用力呼气容积（FEV_6）和用力肺活量（FVC）等。

（4）胸部 X 线检查

在支气管舒张试验后肺功能测试中，第一秒用力呼气量（FEV_1）最佳值与用力肺活量（FVC）最佳值之比小于 0.7 的调查对象在当地二级及以上医疗机构进行胸部正位 X 线检查。

四、抽样设计

（一）确定监测点

2019 年江苏省居民慢性阻塞性肺疾病监测工作在 6 个监测点开展，分别为南京市雨花台区、江阴市、溧阳市、连云港市海州区、淮安市淮安区和扬中市。

（二）计算样本量

样本量采用公式：$N = deff \frac{u^2 p(u-p)}{d^2}$ 进行计算，其中各参数的含义和取值如下：概率 p 取 2015 年江苏省 40 岁及以上居民慢阻肺患病率 11.9%；设计效率 $deff$ 取值为 2.5；相对误差 $r = 10\%$，$d = 10\% \times 11.9\%$；置信水平取 95%（双侧），相应的 $u = 1.96$。根据以上参数，计算所需样本量为 3 160 人。根据既往全省慢性病及其危险因素监测结果，无应答率取值为 10%，因此全省应监测总样本量至少为 3 160/（1-0.10）≈ 3 511 ≈ 3 600 人。按照 6 个监测点计算出平均每个监测点的样本量至少为 600 人。

（三）抽样方法

本次监测采用多阶段整群随机抽样方法，在每个监测点随机抽取 3 个乡镇/街道，每个乡镇/街道随机抽取 2 个行政村/居委会，每个行政村/居委会随机抽取 1 个村民/居民小组，每个村民/居民小组随机抽取 100 户有 40 岁及以上居民的家庭，每户用 KISH 表法随机抽取 40 岁及以上居民 1 名进行调查。每个监测点调查 600 人，调查户置换率 <10%，全省 6 个监测点合计调查 3 600 人。见表 15-1。

表 15-1　江苏省慢阻肺监测调查对象抽样过程

抽样阶段	样本分配	抽样方法
第一阶段	抽取 3 个乡镇/街道	与人口规模成比例的抽样
第二阶段	抽取 2 个行政村/居委会	与人口规模成比例的抽样
第三阶段	抽取 1 个村民/居民小组（至少 150 户）	整群随机抽样
第四阶段	抽取 100 个村民/居民户（含 40 岁及以上居民）	简单随机抽样
第五阶段	每个家庭随机抽取 1 人	KISH 表法

五、统计分析方法

（一）数据库结构

本次慢阻肺监测数据全部采用电子问卷形式的数据，通过互联网上传至数据平台，并利用 SQL 数据库进行管理。根据监测内容，监测数据分为家庭问卷信息、个人问卷信息、身体测量信息、肺功能检查信息和胸部 X 线检查信息等多个数据库。各数据库间通过个人编码进行关联合并。

（二）数据清理

中国疾控中心制定了统一的数据清理方案，数据清理包括对重复数据的剔除，对缺失值、逻辑错误和离群值的判断及处理，对重要信息（性别、年龄）的填补和纠正，以及不同数据库的合并等。中国疾控中心慢病中心完成数据清理后将数据库反馈至省疾控中心。

（三）统计分析

统计分析主要以性别、年龄（40—49 岁，50—59 岁，60 岁及以上）、城乡作为分层因素，采用率、构成比和均数等指标进行统计描述。为使监测结果能够对全省 18 岁及以上居民实现更优的估计，监测结果采用复杂抽样加权的方法进行调整。

（四）加权调整

由于本次监测采用了多阶段复杂抽样设计，需对样本进行抽样加权。同时，抽样造成了某些重要指标在样本与总体分布上的偏差（主要为性别和年龄的偏差），需进一步对样本结构进行事后分层调整。

（1）抽样权重：按照本次抽样设计，样本个体的抽样权重 W_S 计算公式为：$W_S = W_{S1} \times W_{S2} \times W_{S3} \times W_{S4} \times W_{S5} \times W_{S6}$。

W_{S1} 为样本县（市、区）的抽样权重，其值为分层简单随机抽样下样本县（市、区）抽样概率的倒数。

W_{S2} 为样本乡镇（街道）的抽样权重，其值为与人口数成比例的 PPS 抽样下样本乡镇（街道）抽样概率的倒数。

W_{S3} 为样本行政村（居委会）的抽样权重，其值为与人口数成比例的 PPS 抽样下样本行政村（居委会）抽样概率的倒数。

W_{S4} 为样本村民（居民）小组的抽样权重，由于每个行政村（居委会）只抽取 1 个村民（居民）小组，因此其值为个体所在行政村（居委会）的村民（居民）小组数量。

W_{S5} 为样本家庭户的抽样权重，其值为村民（居民）小组中含有 40 岁及以上成员的总家庭户数除以该小组内被抽中参加调查的家庭户数。

W_{S6} 为样本个体的抽样权重，由于在每个家庭户中仅抽取 1 名 40 岁及以上居民参与调查，因此其值为个体所在家庭满足调查条件的 40 岁及以上居民数量。

（2）无应答权重：每个监测点县（市、区）的无应答权重 $W_{nonresponse}$ 为该监测点应答率的倒数，即该监测点应完成调查的任务数除以实际参加调查的人数。

（3）事后分层权重：考虑的分层因素为性别 2 层、年龄 8 层（40—44 岁，45—49 岁，50—54 岁，55—59 岁，60—64 岁，65—69 岁，70—74 岁，75 岁—），最后共分为 16 层。经抽样权重和无应答权重加权的监测样本与全国第六次人口普查江苏省人口数均按照上述因素进行相同分层，每层事后分层权重 $W_{ps.k}$ 的计算公式如下：

$$W_{ps.k} = \frac{人口普查在第 k 层的人口数}{样本在第 k 层的抽样权重与无应答权重乘积之和}$$

样本个体的最终权重 $W = W_S \times W_{nonresponse} \times W_{ps.k}$

除特殊说明外，本报告所示结果均为加权调整后的结果。

六、质量控制

为保证监测数据的可靠性和准确性，省疾控中心针对监测工作的各环节制定严格的质量控制方案，建立省、市和监测点三级质量控制体系，充分利用信息化手段，实现实时上报数据、实时质量控制、实时反馈问题，形成监测点—市级—省级三级联动的质量控制工作制度。

（一）现场调查前期

省疾控中心根据国家监测方案修订全省技术实施方案，统一采购监测所需身高计、电子体重秤、腰围尺、电子血压计和便携式肺功能仪，建立省级肺功能检查和胸部 X 线检查质量评估组，组织省级师资和监测点技术骨干参加国家级培训，举办省级培训和考核。所有参加本次监测工作的工作人员，均经过培训且考核合格。

（二）现场调查阶段

省级工作组对每个监测点进行不少于 2 天的现场技术指导和质量控制，并在全省第一个监测点启动现场工作时,组织其他监测点的技术骨干进行观摩学习。参照美国胸科协会肺功能测试标准进行质量控制。使用前对肺功能仪进行容量校准和三流速校准,利用温湿度大气压计进行环境参数校准。对肺功能测量采用单次操作标准和重复性测定标准进行质控,监测点在 24 小时内将测试曲线上传至信息采集和管理平台,省级质量评估组在 72 小时内完成肺功能测试质量评级,在线反馈评级结果。本次监测完成基础肺功能测试 3 400 人,质量评级 A 级为 88.1%,C 级及以上为 98.1%;完成支气管舒张试验后肺功能测试 3 400 人,质量评级 A 级为 86.9%,C 级及以上为 97.9%。省级监测工作组还从每个监测点随机抽取 10% 的问卷进行远程录音核查,对发现的问题及时进行反馈和纠正。

(三)现场调查后期

中国疾控中心慢病中心负责对江苏省监测数据进行清理,省级工作组组织各监测点核实、处理数据清理过程中的各种问题。全省共有 3 600 条调查记录,排除关键信息缺失的记录后,最终 3 587 条调查记录纳入分析,数据有效率为 99.6%。

第十六章 主要结果

第一节 调查对象基本情况

江苏省慢阻肺监测共计 3 587 人,其中男性 1 598 人(44.5%),女性 1 989 人(55.5%),城市 2 587 人(72.1%),农村 1 000 人(27.9%)。调查人群平均年龄为 58.24 岁,40—49 岁,50—59 岁和 60 岁及以上年龄组分别有 791 人(22.1%)、1 258 人(35.1%)和 1 538 人(42.9%)。见表 16-1。

表 16-1 2019 年江苏省慢阻肺监测不同性别、年龄、地区对象构成

	年龄组	城市		农村		合计	
		N	%	N	%	N	%
男性	40—49 岁	261	10.1	60	6.0	321	8.9
	50—59 岁	388	15.0	121	12.1	509	14.2
	60 岁及以上	466	18.0	302	30.2	768	21.4
	小计	1 115	43.1	483	48.3	1 598	44.5
女性	40—49 岁	367	14.2	103	10.3	470	13.1
	50—59 岁	587	22.7	162	16.2	749	20.9
	60 岁及以上	518	20.0	252	25.2	770	21.5
	小计	1 472	56.9	517	51.7	1 989	55.5
合计	40—49 岁	628	24.3	163	16.3	791	22.1
	50—59 岁	975	37.7	283	28.3	1 258	35.1
	60 岁及以上	984	38.0	554	55.4	1 538	42.9
	小计	2 587	100.0	1 000	100.0	3 587	100.0

第二节 慢阻肺患病情况

一、相关指标定义

慢阻肺患者：调查时，在支气管舒张试验后肺功能测试中，第一秒用力呼气量（FEV_1）最佳值与用力肺活量（FVC）最佳值之比小于0.7的调查对象。

慢阻肺患病率：慢阻肺患者在调查人群中所占的比例。

慢阻肺气流受限严重程度分级：参照《慢性阻塞性肺疾病诊断、治疗与预防全球倡议（GOLD）》（以下简称《GOLD》）（2019版），依据慢阻肺患者吸入支气管舒张剂后 FEV_1 与 FEV_1 预计值的关系对气流受限严重程度进行分级。轻度（GOLD1）为 $FEV_1 \geq FEV_1$ 预计值80%；中度（GOLD2）为 FEV_1 预计值的50% $\leq FEV_1 < FEV_1$ 预计值的80%；重度（GOLD3）为 FEV_1 预计值的30% $\leq FEV_1 < FEV_1$ 预计值的50%；极重度（GOLD4）为 $FEV_1 < FEV_1$ 预计值的30%。

慢阻肺气流受限严重程度分级构成比：轻度、中度、重度和极重度慢阻肺患者分别在全部慢阻肺患者中所占的比例。

二、慢阻肺患病情况

江苏省40岁及以上居民慢阻肺患病率为10.3%，其中男性慢阻肺患病率为15.0%，女性为5.7%，男性高于女性。城市和农村分别为9.6%和12.8%。40—49岁年龄组患病率为3.9%，50—59岁年龄组患病率为6.5%，60岁及以上年龄组为21.4%，全省居民慢阻肺患病率随年龄增长呈现上升趋势，且各年龄组均为男性高于女性，农村高于城市（50—59岁人群除外）。见表16-2。

三、慢阻肺患者气流受限程度分级

参照《GOLD》（2019版）标准，对本次调查的慢阻肺患者依据气流受限严重程度进行分级。结果显示轻度、中度、重度和极重度患者的比例分别为72.8%、23.1%、2.4%和1.8%。见图16-1。

表 16-2 2019 年江苏省不同性别、年龄、地区居民慢阻肺患病率

单位：%

	年龄组	城乡		合计
		城市	农村	
男性	40—49 岁	6.3	6.3	6.3
	50—59 岁	11.8	8.1	11.0
	60 岁及以上	28.5	32.0	29.6
	小计	14.0	18.4	15.0
女性	40—49 岁	1.0	3.9	1.5
	50—59 岁	2.1	1.3	1.9
	60 岁及以上	14.3	12.8	13.9
	小计	5.5	6.9	5.7
合计	40—49 岁	3.6	5.1	3.9
	50—59 岁	6.9	4.8	6.5
	60 岁及以上	20.7	23.0	21.4
	小计	9.6	12.8	10.3

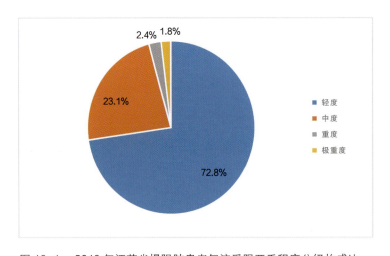

图 16-1 2019 年江苏省慢阻肺患者气流受限严重程度分级构成比

第三节 慢阻肺相关危险因素

一、相关指标定义

吸烟率：调查时现在吸烟和曾经吸烟的对象在调查人群中所占的比例。

现在吸烟率：调查时现在吸烟的对象在调查人群中所占的比例。

二手烟暴露率：每周至少 1 天吸入吸烟者烟雾的对象在非吸烟者中所占的比例。

职业粉尘和/或有害气体暴露率：目前或以往工作中接触过职业粉尘和/或有害气体时间累计超过一年的调查对象在调查人群中所占的比例。

职业粉尘和/或有害气体防护率：职业粉尘和/或有害气体暴露者中采取职业防护措施的比例。

家庭烹饪污染燃料使用比例：家庭烹饪时使用污染燃料（如煤油/石蜡、煤/炭、草木/秸秆、动物粪便等）的对象在调查人群中所占的比例。

家庭烹饪生物燃料使用比例：家庭烹饪时使用生物燃料（如木炭、草木/秸秆、动物粪便等）的对象在调查人群中所占的比例。

家庭烹饪煤/煤油燃料使用比例：家庭烹饪时使用煤和（或）煤油燃料的对象在调查人群中所占的比例。

二、吸烟及二手烟暴露情况

江苏省 40 岁及以上居民吸烟率为 38.6%，男性（74.1%）高于女性（3.9%）。40—49 岁、50—59 岁、60 岁及以上年龄组吸烟率依次增高，分别为 34.2%、38.5% 和 43.6%。农村居民吸烟率（45.2%）高于城市（36.8%），其中农村男性吸烟率（79.1%）高于城市男性（72.7%），农村女性吸烟率（9.3%）高于城市女性（2.5%）。见表 16-3。

表 16-3　2019 年江苏省不同性别、年龄、地区居民吸烟率

单位：%

	年龄组	城乡		合计
		城市	农村	
男性	40—49 岁	69.7	61.1	68.4
	50—59 岁	70.3	86.3	73.6
	60 岁及以上	79.4	85.6	81.4
	小计	72.7	79.1	74.1
女性	40—49 岁	0.7	0.8	0.7
	50—59 岁	2.4	3.3	2.6
	60 岁及以上	5.0	18.4	8.5
	小计	2.5	9.3	3.9
合计	40—49 岁	34.9	30.9	34.2
	50—59 岁	36.8	45.4	38.5
	60 岁及以上	39.3	54.0	43.6
	小计	36.8	45.2	38.6

江苏省 40 岁及以上居民现在吸烟率为 29.2%，其中男性为 56.4%，女性为 2.7%，男性高于女性。40—49 岁、50—59 岁、60 岁及以上年龄组现在吸烟率分别为 29.1%、30.3% 和 28.5%。城市和农村居民现在吸烟率分别为 28.3% 和 32.6%，其中城市男性（56.5%）略高于农村男性（56.2%），城市女性（1.5%）低于农村女性（7.5%）。见表 16-4。

江苏省 40 岁以上非吸烟居民二手烟暴露率为 52.5%，男性为 57.1%，女性为 50.5%，男性高于女性。40—49 岁、50—59 岁、60 岁及以上年龄组非吸烟居民二手烟暴露率分别为 59.8%、56.1% 和 41.2%，呈下降趋势。男性中 50—59 岁年龄组二手烟暴露率最高（66.3%），女性中 40—49 岁年龄组最高（58.2%）。城乡非吸烟居民二手烟暴露率分别为 53.0% 和 50.4%，其中城市男性为 56.9%，略低于农村男性（57.9%），城市女性为 51.4%，略高于农村女性（46.7%）。见表 16-5。

表 16-4　2019 年江苏省不同性别、年龄、地区居民现在吸烟率

单位：%

	年龄组	城乡		合计
		城市	农村	
男性	40—49 岁	60.2	45.9	57.9
	50—59 岁	58.2	57.2	58.0
	60 岁及以上	49.2	61.6	53.2
	小计	56.5	56.2	56.4
女性	40—49 岁	0.7	0.8	0.7
	50—59 岁	1.6	3.1	1.9
	60 岁及以上	2.4	14.4	5.6
	小计	1.5	7.5	2.7
合计	40—49 岁	30.1	23.3	29.1
	50—59 岁	30.3	30.5	30.3
	60 岁及以上	24.0	39.4	28.5
	小计	28.3	32.6	29.2

表 16-5　2019 年江苏省不同性别、年龄、地区非吸烟居民二手烟暴露率

单位：%

	年龄组	城乡		合计
		城市	农村	
男性	40—49 岁	60.4	75.0	63.5
	50—59 岁	69.5	54.1	66.3
	60 岁及以上	42.1	45.6	43.0
	小计	56.9	57.9	57.1
女性	40—49 岁	57.7	61.0	58.2
	50—59 岁	52.8	47.0	51.6
	60 岁及以上	41.9	35.5	40.3
	小计	51.4	46.7	50.5

续表

年龄组		城乡		合计
		城市	农村	
合计	40—49岁	58.5	65.9	59.8
	50—59岁	57.9	49.2	56.1
	60岁及以上	41.9	38.8	41.2
	小计	53.0	50.4	52.5

三、职业粉尘和／或有害气体暴露及防护情况

江苏省40岁及以上居民职业粉尘和／或有害气体暴露率为47.5%，其中男性为54.6%，女性为40.6%，男性高于女性。40—49岁、50—59岁、60岁及以上年龄组职业粉尘和／或有害气体暴露率分别为41.4%、51.3%和51.3%，随着年龄增长，暴露率整体呈上升趋势，且各年龄组中均为男性高于女性。城市、农村居民职业粉尘和／或有害气体暴露率分别为44.5%和58.4%，其中农村男性暴露率为63.6%，高于城市男性（52.0%），农村女性暴露率为52.8%，高于城市女性（37.4%）。见表16-6。

表16-6　2019年江苏省不同性别、年龄、地区居民职业粉尘和／或有害气体暴露率

单位：%

	年龄组	城乡		合计
		城市	农村	
男性	40—49岁	42.3	72.1	46.9
	50—59岁	58.6	64.0	59.7
	60岁及以上	59.6	58.5	59.2
	小计	52.0	63.6	54.6
女性	40—49岁	32.0	57.3	36.0
	50—59岁	39.0	57.3	42.7
	60岁及以上	42.9	47.1	44.0
	小计	37.4	52.8	40.6

续表

年龄组		城乡		合计
		城市	农村	
合计	40—49岁	37.1	64.6	41.4
	50—59岁	49.0	60.7	51.3
	60岁及以上	50.6	53.1	51.3
	小计	44.5	58.4	47.5

在江苏省 40 岁及以上有职业粉尘和/有害气体暴露的人群中，职业粉尘和/或有害气体防护率为 53.3%，其中男性为 53.6%，女性为 53.0%。防护率随年龄增长逐渐降低，40—49 岁年龄组防护率最高，为 60.5%（男性为 59.4%，女性为 61.9%），60 岁及以上年龄组最低，为 43.7%（男性为 45.9%，女性为 40.9%）。城市居民职业粉尘和/或有害气体防护率为 59.3%，高于农村居民（36.6%），其中城市男性（61.1%）高于农村男性（31.8%），城市女性（56.8%）高于农村女性（42.6%）。见表 16-7。

表 16-7 2019 年江苏省不同性别、年龄、地区居民职业粉尘和/或有害气体防护率

单位：%

年龄组		城乡		合计
		城市	农村	
男性	40—49岁	69.0	28.9	59.4
	50—59岁	59.9	41.3	55.9
	60岁及以上	54.1	28.2	45.9
	小计	61.1	31.8	53.6
女性	40—49岁	63.8	56.1	61.9
	50—59岁	62.4	46.5	58.1
	60岁及以上	45.7	28.6	40.9
	小计	56.8	42.6	53.0
合计	40—49岁	66.7	41.2	60.5
	50—59岁	60.9	43.8	56.8
	60岁及以上	50.2	28.4	43.7
	小计	59.3	36.6	53.3

四、家庭烹饪污染燃料使用情况

在江苏省 40 岁及以上居民中,家庭烹饪污染燃料使用比例(含生物燃料和煤/煤油燃料)为 19.6%,其中使用生物燃料的比例为 18.6%,使用煤/煤油燃料的比例为 1.7%。60 岁及以上年龄组家庭烹饪污染燃料、生物燃料和煤/煤油燃料使用比例分别为 30.7%、29.5% 和 2.3%,均高于两个低年龄组。农村居民中,家庭烹饪污染燃料使用比例为 41.0%,高于城市(13.9%),且无论是生物燃料,还是煤/煤油燃料,在农村地区的使用比例均高于城市地区。见表 16-8。

表 16-8 2019 年江苏省不同年龄、地区居民家庭烹饪污染燃料使用比例

单位:%

	年龄组	城乡		合计
		城市	农村	
生物燃料	40—49 岁	8.3	21.7	10.4
	50—59 岁	12.3	34.6	16.8
	60 岁及以上	20.5	51.5	29.5
	小计	13.1	38.7	18.6
煤/煤油燃料	40—49 岁	0.9	5.7	1.6
	50—59 岁	0.4	3.9	1.1
	60 岁及以上	1.5	4.4	2.3
	小计	0.9	4.6	1.7
污染燃料	40—49 岁	9.2	24.7	11.6
	50—59 岁	12.5	37.0	17.5
	60 岁及以上	21.4	53.2	30.7
	小计	13.9	41.0	19.6

第四节 慢阻肺知晓与肺功能检查情况

一、相关指标定义

慢阻肺疾病名称知晓率：在调查前已经知晓慢阻肺疾病名称者在调查人群中所占的比例。

慢阻肺患病知晓率：本次调查确定的慢阻肺患者中，在调查前已经知晓自己患有慢阻肺者（由乡镇及以上医疗机构诊断或由肺功能检查诊断）所占的比例。

40岁及以上居民慢阻肺检查率：调查时自报既往接受过肺功能检查者在调查人群中所占的比例。

慢阻肺患者肺功能检查率：本次调查确定的慢阻肺患者中，自报曾经接受过肺功能检查者所占的比例。

二、慢阻肺知晓情况

江苏省40岁及以上居民慢阻肺疾病名称知晓率为15.6%，其中男性为17.2%，女性为13.9%，男性高于女性。城乡居民慢阻肺疾病名称知晓率分别为17.3%和9.3%，城市高于农村。40—49岁年龄组知晓率为19.5%，50—59岁年龄组为15.7%，60岁及以上年龄组为10.9%，慢阻肺疾病名称知晓率随年龄增长呈下降趋势，且各年龄组均为男性高于女性，城市高于农村。见表16-9。

江苏省40岁及以上慢阻肺患者中，慢阻肺患病知晓率为2.5%，其中男性患病知晓率为3.5%，高于女性，城市患病知晓率为2.5%，略低于农村（2.7%）。60岁及以上年龄组患病知晓率为3.6%，高于其他两个年龄组。

表 16-9　2019 年江苏省不同性别、年龄、地区居民慢阻肺疾病名称知晓率

单位：%

年龄组		城乡		合计
		城市	农村	
男性	40—49 岁	22.7	16.8	21.8
	50—59 岁	17.2	13.1	16.3
	60 岁及以上	13.5	10.8	12.6
	小计	18.5	13.0	17.2
女性	40—49 岁	19.4	5.7	17.3
	50—59 岁	17.8	3.5	14.9
	60 岁及以上	10.4	6.3	9.3
	小计	16.1	5.4	13.9
合计	40—49 岁	21.1	11.2	19.5
	50—59 岁	17.5	8.4	15.7
	60 岁及以上	11.8	8.7	10.9
	小计	17.3	9.3	15.6

三、肺功能检查情况

江苏省 40 岁及以上居民肺功能检查率为 5.0%，其中男性为 6.3%，女性为 3.8%，男性高于女性。城市居民肺功能检查率为 5.7%，高于农村（2.5%）。40—49 岁、50—59 岁、60 岁及以上居民肺功能检查率分别为 5.4%、5.3% 和 4.4%，随着年龄增长，肺功能检查率呈下降趋势。见表 16-10。

江苏省 40 岁及以上慢阻肺患者中，肺功能检查率为 6.6%，其中男性检查率（8.2%）高于女性（2.5%），城市检查率（5.8%）低于农村（8.8%）。50—59 岁年龄组检查率为 9.9%，高于 40—49 岁年龄组（4.3%）和 60 岁及以上年龄组（6.2%）。

表 16-10　2019 年江苏省不同性别、年龄、地区居民肺功能检查率

单位：%

性别	年龄组	城乡		合计
		城市	农村	
男性	40—49 岁	6.4	4.7	6.1
	50—59 岁	7.1	5.6	6.8
	60 岁及以上	7.4	3.3	6.1
	小计	6.9	4.3	6.3
女性	40—49 岁	5.3	0.7	4.6
	50—59 岁	4.6	0.4	3.7
	60 岁及以上	3.7	0.5	2.9
	小计	4.6	0.6	3.8
合计	40—49 岁	5.9	2.7	5.4
	50—59 岁	5.9	3.1	5.3
	60 岁及以上	5.4	2.0	4.4
	小计	5.7	2.5	5.0

第十七章　主要发现与建议

一、主要发现

（一）慢阻肺患病率较高，三成患者存在中度及以上气流受限

江苏省 40 岁及以上居民慢阻肺患病率为 10.3%（男性为 15.0%，女性为 5.7%），与 2015 年监测结果（11.9%）相比，略有降低，但仍处于较高水平，高于河北（9.6%）、安徽（9.8%）等省份报道的患病水平。江苏省居民随着年龄增长，慢阻肺患病率呈上升趋势，60 岁及以上男性居民患病率高达 29.6%。农村居民患病率为 12.8%，高于城市居民（9.6%）。

慢阻肺患者的气流受限严重程度能够反映慢阻肺的进展情况和患者的健康状态，气流受限程度越高，疾病进展速度越快，发生急性加重、住院或死亡的风险越大。本次调查发现的慢阻肺患者中，约三成患者气流受限程度已处于中度及以上水平，反映全省慢阻肺防控工作中早期发现和控制环节较薄弱，大众缺乏相关认识，各级医疗机构的早期筛查意识和能力有待加强。

（二）吸烟和二手烟暴露严重，尤其男性吸烟率超过七成

《慢性阻塞性肺疾病全球倡议》明确指出，吸烟是慢阻肺的最常见的危险因素之一，戒烟是预防慢阻肺发生的关键措施。本次调查显示，江苏省 40 岁及以上居民吸烟率为 38.6%，现在吸烟率为 29.2%。现在吸烟者以男性为主，其现在吸烟率超过 55%。虽然女性吸烟率较低，为 2.7%，但仍有 5.6% 的 60 岁及以上女性现在吸烟，应当引起重视。

研究证实，二手烟也可对呼吸系统造成严重损害，进而导致呼吸道症状和慢阻肺的发生。本次监测显示，全省非吸烟居民二手烟暴露率较高（52.5%），其中男性（57.1%）高于女性（50.5%），城市（53.0%）高于农村（50.4%）。50—59 岁男性居民二手烟暴露率最高，为 66.3%。

（三）一半居民暴露于职业粉尘和/或有害气体中，防护措施需加强

除了烟草烟雾外，长期职业粉尘和/或有害气体暴露也是慢阻肺患病常见的危险因素，且其导致的慢阻肺发生风险通常被低估。本次监测结果显示，40岁及以上居民职业粉尘和/或有害气体暴露率为47.5%，且呈现男性（54.6%）高于女性（40.6%）、农村（58.4%）高于城市（44.5%）的暴露特征。农村男性居民职业暴露情况最为严重，暴露率超过60%。

加强职业暴露防护是慢阻肺防控的重要措施。但本次监测显示，职业粉尘和/或有害气体暴露者采取职业防护措施的比例仅为53.3%，农村地区（36.6%）明显低于城市地区（59.3%），尤其农村男性中的比例仅为31.8%。

（四）1/5的家庭仍使用污染燃料烹饪，农村家庭比例更高

家庭使用生物燃料、煤/煤油燃料等污染燃料进行烹饪，尤其是在通风条件差的室内使用污染燃料，可增加慢阻肺发生风险。本次监测结果显示，全省40岁及以上居民的家庭在烹饪时使用污染燃料的比例为19.6%，尤其是在农村家庭中高达41.0%，且以使用生物燃料为主。生物燃料燃烧释放出高浓度可吸入颗粒物，可造成呼吸功能受损。今后应重视农村地区的改炉改灶工作，减少使用生物燃料，降低家庭室内污染。

（五）居民对慢阻肺认知不足，人群肺功能检查水平较低

慢阻肺已成为我国居民主要死亡原因之一，且患病率持续上升，但大众对慢阻肺的认识却不足。本次监测结果显示，江苏省40岁及以上居民中知晓慢阻肺疾病名称的比例仅为15.6%，明显低于其他常见慢性病（如高血压、糖尿病），农村女性居民最低（5.4%）。在慢阻肺患者中，仅2.5%的患者知道自己患有慢阻肺，这表明绝大多数慢阻肺患者没有得到及时的诊断、干预和治疗。因此，提高全社会对慢阻肺的认知水平，提高大众和医疗机构慢阻肺防治意识，是慢阻肺防控的重要内容。

肺功能检查是检测呼吸系统通气和换气功能的重要检查技术，是慢阻肺等常见呼吸系统疾病诊断和治疗效果评估的重要依据。本次监测结果显示，江苏省40岁及以上居民肺功能检查率为5.0%，慢阻肺患者中肺功能检查率为6.6%，处于较低水平。因此，通过加强健康宣教和开展培训，提高40岁及以上居民尤其是慢阻肺高危人群的肺功能检查意识和检测率，对慢阻肺的早发现、早诊断和早治疗具有十分重要的意义。

二、建议

（一）构建慢性呼吸病防控体系，推进防治工作

以落实《中国防治慢性病中长期规划（2017—2025年）》和《健康中国行动（2019—2030年）》慢性呼吸系统疾病防治行动为重点，以降低70岁及以下人群慢性呼吸系统疾病死亡率、提高40岁及以上人群慢阻肺知晓率和肺功能检查率为目标，积极构建以政府为主导、多部门紧密配合、全社会共同参与的慢性呼吸系统疾病综合防控体系。坚持预防为主、防治结合的原则，建立早发现、早诊断、早治疗的防治机制，将慢性呼吸系统疾病防控纳入各地的慢性病防治规划中，在分级诊疗制度建设、基本公共卫生服务均等化、全民医保体系、药品供应保障、诊治设备配备、卫生人才队伍建设、科研成果转化等方面制定明确的支持政策与措施，着力推进以慢阻肺防治为主的慢性呼吸系统疾病防治工作。

（二）加强慢阻肺人群监测，完善综合监测体系

与高血压、糖尿病等其他常见慢性病相比，目前全省慢阻肺相关的流行病学数据仍十分有限。通过两轮监测工作，虽已初步了解全省40岁及以上居民中慢阻肺患病及其相关危险因素的流行情况，但由于监测点数量偏少，样本量有限，监测数据尚不能全面且稳定地反映全省居民慢阻肺及其相关因素的流行水平，难以满足精准防控的需要。今后仍需逐步扩大监测范围，不断完善监测内容，并在此基础上积极探索慢阻肺综合监测模式，在全省逐步开展以人群为基础的、各级各类医疗卫生机构参与的慢阻肺患者登记报告工作，稳步提高慢阻肺登记数据质量和报告信息化水平，为全省制定慢阻肺防治政策与策略提供数据支撑。

（三）积极宣传慢阻肺防治知识，提高居民认知

以全民健康生活方式行动、健康素养促进行动等为载体，开展慢阻肺防治的全民教育，建立健全基层健康教育网络，普及健康知识，引导群众树立"自己是健康第一责任人"理念，营造人人参与、人人享有的健康教育环境和社会支持氛围。建立慢性呼吸系统疾病专家库，编制科学实用的慢阻肺防治知识和信息，由专业机构向社会发布，提高居民对慢阻肺危害与防护的正确认知。充分依托主流媒体，提高核心信息传播的权威性和广泛性，同时借助新媒体，提高信息传播的可及性和时效性。多部门密切配合，借助"世界慢阻肺日""全民健康生活方式日"等契机，积极开展形式多样、内容丰富的慢阻肺防治宣传活动，并将慢阻肺防治健康教育融入医疗卫生机构的日常诊疗服务中，全面提高居民的慢阻肺防控知识和健康素养，引导居民自觉践行慢阻肺预防、筛查、治疗、康复等健康行为。

（四）针对高危人群开展筛查工作，及早发现和干预

肺功能检查是早期发现慢阻肺、提供个体化评估和干预的必要手段。提高人群肺功能检查率是有效开展慢阻肺防控的关键环节。各地应以落实《江苏省慢性病防治中长期规划（2018—2025年）》为重点，以提高40岁及以上人群肺功能检查率为目标，将肺功能检查纳入政府机关和企事业单位的健康体检范围，指导40岁及以上吸烟人群、职业性粉尘和/或有害气体暴露人群每年进行肺功能检查，及早发现呼吸系统病变。组织开展慢阻肺高危人群早期筛查与综合干预项目，通过项目提高各级政府、基层医疗卫生机构及大众对肺功能检查、慢阻肺诊治重要性的认识，推动各地慢阻肺防控工作的开展，探索可推广的慢阻肺高危人群早期筛查和综合干预的适宜技术和管理模式。探索将慢阻肺患者管理纳入基本公共卫生服务范围，建立动态管理档案，全科医生对其进行定期随访，加强指导管理，实施有针对性的干预措施。

（五）推进多部门合作防控慢阻肺，降低危害暴露

各部门应密切合作，以建设"健康江苏"为目标，在各级政府领导下，共同建设健康环境，降低危害因素暴露。加大环境保护相关法律法规的执行力度，强化环境保护和监管措施，实施大气污染物综合控制，提高空气质量，减少雾霾发生。加强职业防护相关法律法规的落实，监督企业按照《中华人民共和国职业病防治法》《中华人民共和国基本医疗卫生与健康促进法》和《国家职业病防治规划（2021—2025年）》等法律法规要求，切实采取预防措施，加强劳动者保护，积极改进工艺流程，改善作业场所环境，降低职业粉尘和有害气体等污染物的暴露风险，同时加强岗前培训和宣传教育，提高劳动者的自我保护意识和行为。提高清洁能源使用的可及性和持续性，在依赖生物燃料和煤/煤油的农村地区采取"过渡政策"，选择高效率低污染的过渡燃料，改进炉灶，加强通风，并加大扶持力度，充分考虑贫困家庭的承受能力。

江苏省慢性病及其危险因素监测

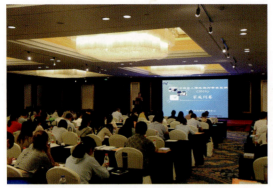
慢危监测培训

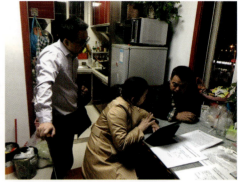
问卷调查

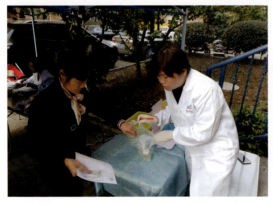
尿样回收

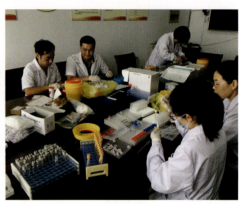
血样分装

江苏省骨质疏松症流行病学调查

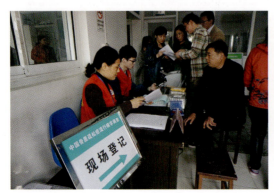
现场登记

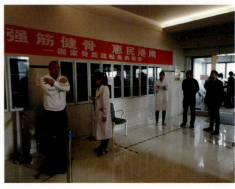
平衡能力检查

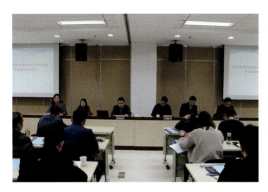
骨松流调培训

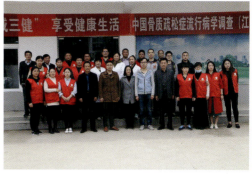
现场流调队伍

江苏省居民慢性阻塞性肺疾病监测

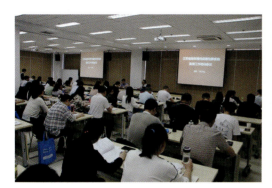
慢阻肺监测培训

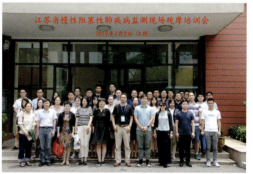
慢阻肺监测现场观摩会

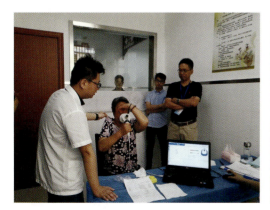
肺功能检查

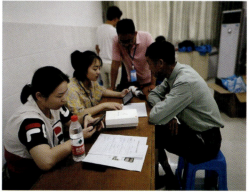
问卷调查